TRAITEMENT

DU

SPINA-BIFIDA

PAR

Le Docteur BELLANGER

Ancien interne des hôpitaux
Licencié en droit

PARIS
G. STEINHEIL, ÉDITEUR
2, RUE CASIMIR-DELAVIGNE, 2

1891

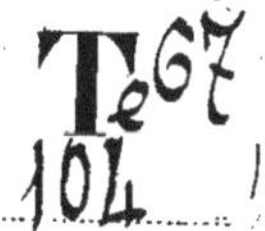

TRAITEMENT

DU

SPINA-BIFIDA

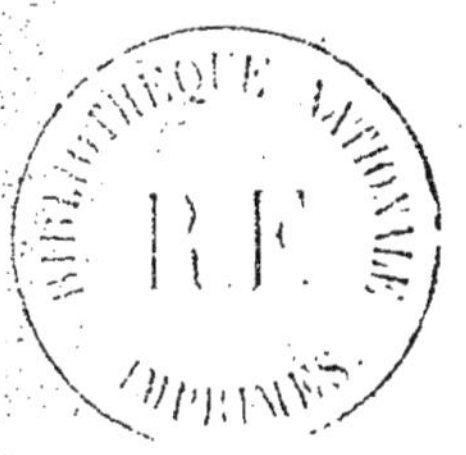

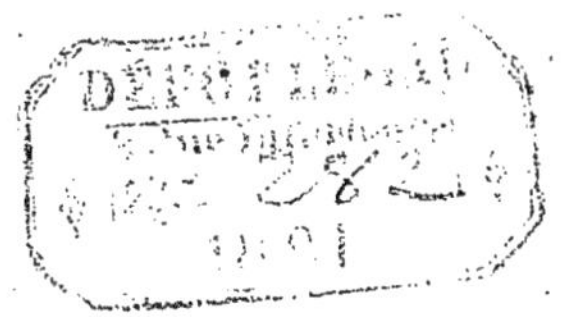

PAR

Le Docteur BELLANGER

Ancien interne des hôpitaux
Licencié en droit

PARIS

G. STEINHEIL, ÉDITEUR

2, RUE CASIMIR-DELAVIGNE, 2

1891

A LA MÉMOIRE
DE MON PÈRE ET DE MON GRAND-PÈRE

A MA MÈRE

A MON BEAU-PÈRE

M. PIHIER GERAUDIÈRE

TRAITEMENT DU SPINA-BIFIDA

Une opération de M. Picqué, au mois d'octobre dernier, a été le point de départ de cette thèse. Un heureux hasard nous a permis d'en voir pratiquer une seconde par notre maître M. Périer au mois de janvier. Arrivant au terme de nos études, après une année passée aux Enfants-Assistés où l'on voit défiler plusieurs milliers d'enfants, surtout des nouveau-nés et n'ayant rencontré cette affection que 4 ou 5 fois, nous nous imaginions avoir affaire à une rareté. Cette erreur ne fut pas de longue durée, la lecture de l'Index Medicus l'eut bientôt dissipée et notre étonnement fut au comble en apprenant qu'en Angleterre le spina-bifida causait chaque année la mort de 6 à 700 enfants. Aussi les journaux médicaux surtout anglais en renferment-ils beaucoup d'observations. Les 330 observations que nous relatons dans notre thèse ont été pour les trois quarts puisées dans le rapport du comité de Londres (London clin. Soc., 1885), la thèse de Guibbaud, 1887, et celle de Clément, Nancy, 1888 et reproduites après vérification pour la plupart, telles qu'elles sont données ou avec addition de quelques détails; les autres sont des observations postérieures à ces publications, et presque toutes relatives à l'excision, ou antérieures quand nous y avons relevé quelque point intéressant.

Au moment d'entrer dans une nouvelle vie, il est de notre devoir d'adresser l'hommage de notre reconnaissance aux médecins et chirurgiens qui ont été nos guides dans celle que nous quittons : à nos premiers maîtres de l'Ecole de Nantes, à MM. Nicaise, Grancher et à la mémoire de M. Blachez dont nous avons été l'externe, à MM. Sevestre, Horteloup, Championnière, Constantin Paul, Périer, qui pendant notre internat nous ont fait profiter de leurs conseils et de leur expérience ; à

M. Maygrier, qui a bien voulu nous ouvrir son service d'accouchements; à MM. Campenon, Brault, Faisans, Picqué dont nous avons aussi été l'élève.

Que M. le professeur Tillaux nous permette de lui offrir l'expression de notre gratitude pour l'honneur qu'il nous a fait en acceptant la présidence de notre thèse.

Enfin nous prions nos collègues Chipault, Matton et Civel d'accepter nos remerciements pour les documents qu'ils nous ont communiqués, Reblaub et Mlle Wilbouschewitch pour l'obligeance qu'ils ont apportée à nous les traduire.

CHAPITRE PREMIER

Doit-on intervenir activement dans le spina-bifida ?

A la séance de la Société de chirurgie du 18 mai 1853, Billois présentait au nom de Monod un homme atteint de spina-bifida lombaire et âgé de 30 ans. Dans la discussion qui suivit, à part Chassaignac qui, ayant eu un succès avec les injections d'iode, fit quelques réserves, et Voillemier observant que la détermination à prendre réside dans le diagnostic des lésions anatomiques, l'accord fut unanime pour proscrire toute intervention. Guersant, sur 25 malades, en avait perdu 24 ayant succombé aux accidents inflammatoires qui résultent de l'opération ; il avait eu un succès grâce à la ligature.

Lallemant avait vu échouer toutes les opérations tentées contre le spina-bifida ; il se contente d'une compression méthodique. Laborie considère comme incontestable que l'opération peut, dans quelques cas, être suivie de succès, mais seulement quand la tumeur ne contient pas la moelle épinière ; alors même la guérison peut être spontanée, la poche s'isole, elle perd sa communication avec l'intérieur du rachis et devient un simple kyste séreux ; ce qui veut dire en bon français que l'intervention n'offre guère de chances de réussite que dans les cas où elle est peut-être inutile.

Ces chirurgiens étaient l'écho des paroles de leurs prédécesseurs, Fleischmann, Itard, Cooper, Boyer ; pour combattre le spina-bifida, ils n'avaient à leur disposition que des moyens incertains et dangereux, tels que le séton, les ponctions, l'incision ; quelques succès venaient d'être obtenus par les injections d'iode, mais ils étaient peu nombreux ; l'excision dont on pouvait rapporter quelques exemples heureux, n'était guère permise qu'à des chirurgiens de l'étranger ou de la province, tels que Trowbridge et Dubourg opérant dans un milieu moins défavorable que celui des hôpitaux de Paris.

Le 5 octobre 1859, Velpeau reconnaissait n'avoir obtenu que des insuccès dans tous les cas où il avait eu recours à une opération sanglante.

Et le 21 novembre 1860, Debout faisait sur le traitement par les injections de teinture d'iode un rapport dans lequel on trouve cette phrase : « Nous avons omis à dessein les cas de succès fournis par l'excision des « parois de la tumeur, ces faits prouvant seulement que les procédés « opératoires les plus dangereux peuvent quelquefois réussir. »

Cette opinion défavorable à l'intervention n'est pas sur le point de se modifier, et nous voyons encore pendant longtemps les auteurs classiques préconiser l'expectation.

Giraldès, 1869 : « Je crois pouvoir conclure qu'il faut rejeter comme « dangereux et de plus insuffisants les moyens prétendus curatifs et se « borner aux agents palliatifs, à moins que l'on ne soit placé en face « d'une tumeur simple, pédiculée, peu volumineuse et située dans la « région cervicale ou dorsale. Dans ces conditions, on peut, sans pré- « somption, espérer que la poche ne renferme pas d'éléments nerveux « et se hasarder à l'enlever radicalement. C'est ce que j'ai fait deux fois « et avec succès ».

Holmes, 1870 : « La conclusion de ces faits est profondément faite « pour détourner de l'idée de toute intervention chirurgicale, puisque « dans les cas les plus nombreux, où les convulsions, la paralysie et « l'imminence même de la mort pressent le chirurgien d'intervenir, il « y a lieu de redouter que les tissus nerveux ne soient malheureuse- « ment intéressés, et que toute opération ne soit inévitablement fatale ; « tandis que dans les cas plus rares où l'absence des phénomènes « d'irritation nerveuse et l'étroitesse du pédicule semblent promettre à « l'opérateur quelques chances de succès, il y a le plus souvent lieu de « penser que les choses iront mieux si on les abandonne à elles- « mêmes. »

MM. Follin et Duplay, 1873 : « On peut établir comme un précepte « absolument général que l'on ne doit attaquer la tumeur par les « moyens chirurgicaux qu'après l'emploi des moyens palliatifs. »

Le 3 mai 1876, M. Périer fait à la Société de chirurgie un rapport sur deux cas de spina-bifida traités par M. Mouchet, de Sens, au moyen de la ligature. MM. Polaillon, Guéniot, Houël-Depaul, s'occupent surtout de la présence ou de l'absence des éléments nerveux dans le spina-bifida, question très importante sur laquelle nous aurons à revenir.

Vers cette époque on voit se produire deux faits importants : une innovation spéciale au sujet qui nous occupe, la substitution à l'injection iodée Brainard-Velpeau de l'injection iodo-glycérinée Morton qui jouit d'une si grande faveur en Angleterre, et une révolution intéressant la chirurgie tout entière. la vulgarisation de l'antisepsie.

Aujourd'hui, le chirurgien sûr de lui-même, de ses aides et de son matériel est autorisé à entreprendre toutes les opérations sans rien avoir à redouter de l'infection. Si dans une plaie faite par lui à un tissu sain, il voit apparaître du pus, c'est qu'il a commis une faute. Alors il devra s'en prendre à lui-même, redoubler de surveillance pour reconnaître l'origine de l'infection, y remédier et recommencer sans crainte. Cette sécurité que nous possédons aujourd'hui, Guersant, Velpeau ne l'avaient pas, ils en concevaient à peine la possibilité ; ils opéraient dans des conditions tellement différentes de celles où nous nous trouvons que nous sommes par cela même autorisés à ne tenir aucun compte de leurs opinions ni de leurs insuccès ; ils n'intervenaient pas pans le spina-bifida et ils avaient raison, devons-nous imiter leur conduite ? Si toutes les raisons que l'on peut opposer à l'intervention sont tirées du danger de méningite, ce danger n'existant plus ou du moins étant infiniment diminué, on sera autorisé à opérer. Quelques chirurgiens cependant semblent encore aujourd'hui assez peu disposés à une intervention active.

M. Duplay, 1878 : « Soit qu'on abandonne l'affection à elle-même, « soit qu'elle devienne l'objet d'une intervention chirurgicale, les « malades sont voués à une mort presque certaine. » A cette époque encore, ces paroles décourageantes étaient peut-être vraies, mais depuis il existe tant de cas de guérisons dues à des interventions qu'il y a certainement lieu de revenir sur ce jugement.

M. de Saint-Germain (*Chirurgie orthopédique*, 1883) : « Soyez prudents, « messieurs, dans la cure du spina-bifida, vous devrez vous borner à « protéger et à comprimer légèrement la tumeur et vous n'aurez jamais « à regretter cette temporisation, car on a vu la poche diminuer de « volume et disparaître presque complètement. Une intervention « intempestive accélèrerait l'apparition des phénomènes de méningite « et hâterait la mort du malade. »

M. de Saint-Germain (*Revue des maladies de l'enfance*, 1884) sur 4 opérations, a eu 3 succès et un décès ; c'est là un très joli résultat, il est permis de douter que la compression en donne d'aussi bons. C'étaient, il est vrai, des cas favorables à l'opération : tumeurs simples, pédiculées, peu volumineuses, situées dans la région cervicale ou dorsale, dans l'une seulement la peau était ulcérée. Il est probable que si dans ces 4 cas on avait pratiqué seulement la compression, il y eût eu plus d'un décès.

A mesure qu'on se rapproche de nos jours, les auteurs deviennent de plus en plus favorables à l'intervention.

M. Rohmer (*Dict. Dechambre*) reconnaît qu'une bonne part des hydrorachis est justiciable de l'intervention chirurgicale.

M. Tillaux (*Chirurgie clinique*) ne compte pas beaucoup sur la guérison par compression, et pense qu'on doit en venir à une opération.

Pour M. Kirmisson (*Traité de chirurgie*) il reste debout trois grandes méthodes : les injections modificatrices, la ligature élastique et l'excision.

Après avoir passé en revue les opinions des auteurs sur une intervention active dans le spina bifida, voyons par l'examen des faits ce que peut devenir cette affection abandonnée à elle-même.

Pour apprécier la valeur de la non-intervention, il faudrait connaître d'un côté le nombre des enfants affectés de spina-bifida, d'un autre celui des enfants qui ont guéri ou survécu sans avoir été soumis à aucun traitement. Une telle statistique est impossible : mais il existe des chiffres qui démontrent la fréquence inattendue de cette malformation et les dangers qu'elle fait courir.

En Angleterre, d'après le Registrar general, il y a eu de 1881 à 1883 1768 décès d'enfants âgés de moins d'un an, attribués à des spina-bifida et ainsi répartis :

De 0 à 3 mois	1375
De 3 à 6 mois	241
De 6 à 12 mois	152

Pour l'année 1882, il y a eu 649 décès dont 615 avant un an et 34 au-dessus.

Les enfants atteints de spina-bifida meurent presque tous dans le 1er mois de leur existence. Voici un tableau dressé par Hohl (Th. Clément, Nancy, 1888), il a vu :

28 mourir dans la 1re semaine.
5 — — 2e —
1 — — 3e —
1 — — après 1 mois.
5 — — — 6 —
3 — — — 1 an.
10 — — — 5 ans.
24 non revus.
77

La statistique de Demme est encore plus sombre (*Report of the Committee of London clinical Society*, 1885).

Sur 32 malades non opérés il n'en a pas vu un atteindre la fin de sa 2e année.

Ils sont morts :

11	entre le	8e et le 14e jour.
9	—	13e — 22e —
5	—	23e — 30e —
3	—	3 et 4 mois.
1	—	5 mois.
1	—	8 —
1	—	1 an.
1	—	2 ans.
32		

Ces chiffres sont très intéressants. Outre la mortalité énorme de la maladie, ils montrent une très grande disproportion entre la mortalité de la 1re semaine et celle des autres, ce qui s'explique facilement, et renferment un renseignement précieux pour le chirurgien, c'est de ne pas opérer immédiatement après la naissance à moins d'avoir la main forcée.

Nous croyons utile pour apprécier les résultats de l'abstention, de diviser les enfants porteurs de spina-bifida en deux catégories : 1o enfants âgés de moins d'un an ; 2o spina-bifida ayant dépassé cet âge. Cette division aura un double avantage : séparer des cas dissemblables et montrer les résultats obtenus à une époque assez avancée de la vie pour qu'on puisse se rendre compte de l'état dans lequel se trouvaient les rares enfants assez heureux pour ne pas avoir succombé dans les premiers jours de leur naissance.

La 1re catégorie donne des chiffres très défavorables à l'expectation. Il n'y a pas lieu de s'en étonner. Elle comprend les tumeurs rompues pendant l'accouchement, celles recouvertes par une peau mince ulcérée n'attendant qu'une occasion pour se rompre, les spina-bifida dans lesquels il y a sécrétion abondante de liquide céphalo-rachidien, hydrocéphalie, etc. En outre, à cette époque les enfants sont exposés à tous les dangers de leur âge, mauvaise alimentation, diarrhée, etc., dangers encore aggravés par le fait de leur infirmité qui les rend moins résistants.

I. — Enfants agés de moins d'un an

A. — *Morts.*

Nous trouvons dans nos notes 49 observations de spina-bifida dans lesquels on n'est pas intervenu et qui se sont terminés par la mort. Mais dans tous les journaux il s'en rencontra tant que nous avons renoncé à les inscrire.

Toutes ces observations semblent calquées les unes sur les autres : rupture de la tumeur, méningite, mort, ou hydrocéphalie et mort. Tantôt, et le plus souvent, la tumeur ne s'est rompue qu'une fois, tantôt il y a eu 2 ou 3 ruptures. Il serait inutile et fastidieux de reproduire ces observations, qui se répètent toutes, nous ne citerons que la suivante parce que son auteur la considère comme un cas rare.

Obs. 1. — Crew. *Lancet*, 1885, p. 425. — Enfant de 1 jour, à terme, né d'une mère de 21 ans. A la région lombaire, tumeur sessile mesurant 3 cent. de long, un peu moins transversalement, 2 cent. de hauteur, ressemblant à une ampoule. Hydrocéphalie, pied bot. Rupture du sac. Suppuration. Mort dans la 6e semaine.

Ce que Crew trouve de remarquable, c'est la longue période de 6 semaines qui s'écoule entre la rupture et la mort.

B. — *Succès.*

1° *Expectation pure.*

Obs. 2. — *Home Prov. med. and surg. Journal*, 1857. — Fille, tumeur lombaire contenant une grande quantité de liquide. Ulcération du sac, paraplégie partielle suivies de guérison complète.

Obs. 3. — Richard. *Lancet*, 1862. — Fille, tumeur dorsale sur laquelle il n'y avait pas de peau. Pied bot varus, fissure palatine, incurvation angulaire de la colonne vertébrale. A mesure que la tumeur diminuait la tête augmentait de volume. Mort subséquente par marasme.

Obs 4. — Amyot. *Med. Times and Gazette*, 1869. — Spina-bifida lombaire du volume d'un œuf de poule, sac très mince, demi-transparent. Légères attaques convulsives. Léger pied bot varus. A un mois de l'hydrocéphalie apparaît et se développe lentement. A 8 mois le spina-bifida avait disparu. La peau qui le recouvrait était saine. A 9 mois, la mère aperçoit un écoulement liquide entre les cheveux. La peau se rompt. Le liquide est projeté à quelques pouces de la tête en jet gros comme un tuyau de pipe. Mort.

Obs. 5. — Playfair. *Path. Soc. trans.*, vol. XVI. — Fille, tumeur lombo-sacrée des dimensions d'une tête d'enfant. Enveloppes très minces et vasculaires. Guérison spontanée à 12 mois.

Plus une observation de Jones, *Brit. med.*, 1891, que nous publierons plus loin et une de Clutton, *Lancet*, 1886, qui figure dans le dernier chapitre.

Amélioration.

Obs. 6. — Clutton. *Rapport du comité de Londres.* — Enfant de 2 semaines bien portant. Tumeur cervico-dorsale à large base, qui va en s'effilant. Pas d'ulcérations. Le sac mesure 12 cent. de haut en bas. Guérison spontanée en train de se faire.

Ce malade est le frère d'un spina-bifida guéri par l'injection de Morton.

2° *Compression.*

Obs. 7. — A. Cooper. *Medic. ch. Trans.*, vol. II. — Spina-bifida lombaire du volume d'une noix à la naissance ayant atteint les dimensions d'une petite orange. Compression d'abord par un bandage puis un corset plâtré, enfin un bandage herniaire. L'enfant a eu des convulsions. Il est resté fatigué et chagrin quelque temps après la réduction complète de la tumeur.

Obs. 8. — Lawrence. *Med. Times*, 1858, II. — Fille de 2 mois. Pied bot varus, hydrocéphalie. Spina-bifida lombaire gros comme un poing d'enfant. Peau mince. Rétrécissement graduel et guérison du spina-bifida. Mort d'hydrocéphalie à 9 mois.

Obs. 9. — Wormald. *Med. Times*, 1858, II. — Spina-bifida lombaire très petit. Pression modérée. Guérison. La tumeur disparaît peu à peu.

Obs. 10. — Moore. *Med. Times*, 1858, II. — Spina-bifida lombaire du volume d'un gros œuf. Pression modérée. Guérison. Ulcération du sac, issue de liquide. Disparition de la tumeur.

Obs. 11. — Behrend. *Med. Times and Gaz.*, 1859, II. — Spina-bifida lombaire du volume d'une petite orange, transparent. La peau qui le recouvre est mince et délicate. La pression sur la tumeur la faisait disparaître en causant de la peine et des contractions des traits. Collodion. En une semaine la tumeur fut réduite au volume d'une noisette ; il ne restait plus par conséquent que la peau et le tissu sous-cutané.

Obs. 12. — Davidson. *Glasgow M. J.*, 1887. — Lombaire. Tendance au pied bot. La tumeur est composée de 2 parties. La base dure couverte de peau saine mesurait 2 cent. d'élévation, 10 cent. de diamètre. Surmontant cette partie qui lui servait de piédestal, on voyait la seconde ayant une base de 5 cent. de diamètre et une hauteur de 4, transparente, grisâtre, fluctuante.

Rupture le 3e jour après la naissance.

Compression, une éponge ordinaire fut plongée dans de la solution d'acide chlorhydrique dilué. Une mince épaisseur d'une demi-couronne fut coupée et taillée aux dimensions de la plaie. Trempée dans une solution à 2 1/2 0/0 d'acide phénique, elle fut enfoncée dans la cavité, ses bords étant au niveau de la surface de la plaie. Au bout de 3 jours l'éponge était entourée de granulations. Guérison ; l'enfant a été perdu de vue deux ans après.

Nous relevons ainsi, à l'actif de l'expectation pure, 1 amélioration et 6 guérisons. Dans 2 cas, obs. 2, 5, la guérison a été définitive, dans 2 cas, obs. 3, 4, la tumeur guérissait ou était guérie, mais l'enfant est mort de marasme, d'hydrocéphalie, de causes étrangères à son affection.

Dans l'obs. 323, le malade, après avoir été guéri complètement, a présenté divers troubles moteurs et trophiques qui ont motivé une opération.

La compression nous donne 6 guérisons si on peut appeler guérison le cas de Cooper dans lequel le malade ne pouvait enlever son bandage sans voir reparaître sa tumeur.

5 guérisons définitives, obs. 7, 9, 10, 11, 12; 1 guérison de la tumeur et mort par hydrocéphalie, obs. 8.

La compression a été exercée au moyen d'un bandage, d'un appareil plâtré, d'une éponge, d'un bandage herniaire, d'une pelote concave. Quelle part lui revient dans l'honneur de ces guérisons ?

Si, comme A. Cooper, on assimile le spina-bifida à la hernie et qu'on veuille obtenir la guérison par des appareils, on sera conduit à rechercher dans le spina-bifida les mêmes conditions de curabilité que dans la hernie. Dans la hernie, il faut que l'intestin soit réductible et que les parois du sac puissent être accolées l'une à l'autre par la compression.

Le spina-bifida n'est pas toujours réductible; fût-il réductible, il ne peut pas toujours être maintenu réduit en raison des accidents qu'on voit survenir chez l'enfant. Peut-on le réduire et le maintenir, la compression peut encore être dangereuse à cause du contenu nerveux du sac. Ce sont là des raisons qui limitent l'emploi de la compression comme moyen curatif.

La compression réussira d'autant mieux que l'orifice de communication étant plus étroit l'accolement des parois du sac sera plus facile à obtenir. Le spina-bifida dans lequel on peut être en droit d'espérer un succès de la compression peut être ainsi décrit : transparent, réductible, orifice étroit. Mais ce sont là les conditions idéales pour pratiquer l'excision, pas d'autre danger à redouter que l'infection et le chirurgien antiseptique préférera un moyen qui lui donne la guérison à peu près certaine en quinze jours à des procédés qui lui feraient poursuivre pendant des semaines et des mois peut-être un résultat problématique.

Peut-on, par la compression, espérer obtenir la diminution du liquide céphalo-rachidien et transformer ainsi un spina-bifida irréductible en spina-bifida réductible rentrant dans la catégorie précédente ? La compression donne de bons résultats dans les épanchements articulaires, pourquoi n'en fournirait-elle pas de bons aussi dans le spina-bifida ? Parce que les conditions sont bien différentes : dans un épanchement du genou on peut envelopper le membre entier dans du coton et exercer une compression énergique portant sur toute l'articulation. Dans le spina-bifida la compression ne s'exerce que sur un point limité. Le chirurgien qui met du collodion sur un spina-bifida ne pratique pas plus la compression que celui qui badigeonnerait de collodion un kyste synovial du poignet pour traiter par compression un épanchement de cette articulation.

La compression nous paraît ne jouer aucun rôle dans la guérison du spina-bifida. Elle n'est utile qu'en tant que moyen protecteur mettant la tumeur à l'abri de l'urine et des matières fécales, la protégeant contre les chocs et la plaçant dans de meilleures conditions pour guérir toute seule. Encore ce rôle n'est-il pas toujours rempli d'une façon très efficace, puisque nous voyons, dans l'obs. 10, la tumeur s'ulcérer et se vider.

Nous ne voulons pas dire par là que l'excision doive être appliquée de suite et fasse partie de l'accouchement au même titre que la ligature du cordon, c'est à ce moment que la protection trouve son indication. Si on n'a pas la main forcée par la rupture ou l'ulcération du sac, on pourra recouvrir la tumeur de collodion, de coton et attendre ainsi que l'enfant soit dans de meilleures conditions opératoires.

Au-dessous d'un an, si nous nous en rapportions à nos observations, l'expectation donnerait 80 0/0 de décès contre 20 0/0 de guérisons. C'est à peu près en échangeant les termes le pourcentage annoncé par Morton pour son injection. Quelque peu brillants que soient ces résultats ils sont encore plus beaux que la réalité. Étant donnée la fréquence du spina-bifida, une statistique de ce genre pour avoir quelque valeur devrait reposer sur l'analyse de plusieurs centaines de cas et non de 60. Il existe heureusement un document qui nous permet de nous faire une idée approximative mais suffisamment exacte de la valeur de l'expectation. C'est la statistique du Registrar general pour l'année 1882. En cette année, il y a eu en Angleterre et dans le pays de Galles 649 décès par suite de spina-bifida dont 615 avant la fin de la 1re année, c'est-à-dire 94,5 0/0 dans la 1re année, 5,5 0/0 plus tard. Ce chiffre 94 0/0 de décès dus à l'abstention nous semble être à peu près l'expression de la vérité, et voici pourquoi. Une commission a été nommée en 1883 pour examiner les moyens de traitement du spina-bifida. Elle-même a relevé ce chiffre de 649 décès. Dans les tableaux qu'elle a dressés on rencontre un certain nombre d'interventions pratiquées en 1882 avec des résultats différents, il est vrai, mais plutôt favorables dans l'ensemble et les succès obtenus ne figurent pas dans ce chiffre. D'un autre côté, en raison de l'actualité de la question, il est probable que la majorité des spina-bifida dans lesquels on était intervenu par une opération un peu sérieuse ont été communiqués. On peut donc considérer les 615 enfants morts avant un an comme des victimes de l'abstention ou de la ponction. On peut donc dire sans grande crainte de se tromper : En 1882, 615 enfants âgés de moins d'un an sont morts qui n'avaient été l'objet d'aucune intervention sérieuse. Combien a-t-il pu en demeurer de vivants ? Nous n'en savons rien, mais si nous en jugeons par le petit nombre de ceux restés des années précédentes pour mourir cette année-là, en évaluant à environ une cinquantaine le nombre des enfants nés en 1882 qui ont survécu, et encore sur ces cinquante a-t-il dû en mourir un bon nombre l'année suivante, nous croyons être assez près de la vérité et avoir le droit de dire que sur 100 spina-bifida abandonnés à eux-mêmes 90 meurent dans la 1re année.

On a vu, d'ailleurs, au commencement par les statistiques de Hobl et Demme, la mortalité qui pèse sur le spina-bifida.

Voyons maintenant ce que deviennent les enfants ayant dépassé avec leur lésion l'âge d'un an.

II. — Spina-bifida agés de plus d'un an

Obs. 13. — Douglas Lithgow. *Brit med.*, 1882. — Fille bien développée. Spina-bifida lombaire de 7 cent. de long., circulaire, demi-transparent, fluctuant, devient tendu et luisant dans la position assise. A 3 mois, la tumeur atteignait 12 cent. de long, 36 cent. de circonférence, 4 d'élévation. A 6 mois, la tumeur commençait à diminuer et a disparu au bout de 10. A 16 mois, on ne voit plus qu'une cicatrice indurée. Ossification complète des os.

Parker conteste l'exactitude du diagnostic. Il en fait un kyste congénital, tumeur qui disparaît spontanément, ce qui n'arrive jamais au spina-bifida. Ce qui le confirme dans cette manière de voir, c'est que les vertèbres étaient complètement ossifiées et que la tumeur ne présentait qu'une cicatrice indurée.

Obs. 14. — Stafford. *Injuries and diseases of spine*, 1826. — Garçon âgé de 2 ans 1/4. Spina-bifida sacré, hydrocéphalie, paralysie, imperforation de l'anus. Guérison. La tumeur éclata et s'ulcéra. On sentait une fissure des vertèbres sacrées.

Obs. 15. — Odorico Moretti. *Revist. clin.*, août 1880. — Fille de 7 ans, état général bon. Troubles trophiques et de la sensibilité à partir de 3 ans. Tumeur lombo-sacrée du volume d'un œuf, sessile, réductible. Peau normale. Mort de cachexie.

Obs. 16. — Blake. *American Journal of Obstetric*, 1880. — Enfant de 8 ans. Spina-bifida lombaire de la grosseur d'un œuf de pigeon. L'ouverture dans la colonne vertébrale est probablement de la dimension de l'ongle de l'index. Traité par compression, faiblesse du sphincter vésical. Arrêt de développement et perte de l'excitabilité motrice dans les jambes. Les muscles sont paralysés et mal développés ; la sensibilité affaiblie, pied bot varus équin ayant nécessité une double ténotomie, intelligence brillante, santé parfaite.

Obs. 17. — Stafford. *Injuries and diseases of spine*, 1826. — Garçon âgé de 9 ans, porteur d'un spina bifida lombaire. Aucun traitement. Guérison. A la naissance, la tumeur était comme une vessie. Elle éclata et se cicatrisa, laissant une tumeur solide d'où coulait constamment un liquide aqueux.

Obs. 18. — Sayre. *Boston med.*, 1880. — Accouche une femme qui met au monde un enfant portant au bas du cou une tumeur aussi grosse que sa tête. Il l'attendait à mourir, mais l'enfant vécut 9 ans et mourut du choléra. Présence des nerfs.

Obs. 19. — Delacour. Th. Delfosse, 1874. — Garçon de 10 ans 1/2, paraplégie, incontinence d'urine et des matières fécales. Spina-bifida lombaire du volume d'un citron, peu réductible. La peau est rosée et a l'apparence d'un tissu de cicatrice. Il se fit une contusion déterminant une petite ulcération qui ne se cicatrisa pas. Abcès, fièvre hectique. Mort.

Obs. 20. — Valentine. *Med. Times*, 1858. — Garçon de 13 ans, scrofuleux, amputé de jambe pour lésion tarsienne. Porteur d'un spina-bifida sacré de 12 cent. de circonférence à la base. Aucun traitement, quand on pressait sur la tumeur il y avait une sensation d'étourdissement et de pesanteur de tête. Après une chute sur la tumeur le malade resta une semaine sans pouvoir marcher.

Obs. 21. — Hewett. *London med. Gaz.*, 1844. — A vu un enfant de 15 ans porteur d'un spina-bifida sacré gros comme une tête d'adulte. Il souffrait d'incontinence d'urine et de parésie du sphincter anal. Aucun traitement. Perdu de vue.

Obs. 22. — Gavin. *Boston med. and surg. Journal*, 1874. — Garçon de 16 ans bien portant. Spina-bifida lombaire du volume d'une noix de coco. Sessile. La pression ne réduit pas la tumeur mais produit de violents maux de tête et des nausées. La peau est normale. A l'âge de 6 mois on essaie la ligature élastique. Le tube se rompt au bout de quelques heures et on n'intervient plus. De 6 mois à 16 ans pas le moindre incident. Le malade a été perdu de vue.

Obs. 23. — Hutchinson. *Med. and surg. J. London.* — Jeune homme de 16 ans, intelligent. Incontinence datant du plus loin qu'il peut se rappeler Jusqu'à huit ans il n'a pu retenir ses matières, et même maintenant quand il a de la diarrhée, elles passent inaperçues. Il a subi plusieurs opérations qu'il ne peut décrire, calculs uréthraux, fistules pelviennes, rétrécissement de l'urèthre. Cicatrice large comme la main d'un enfant à la partie inférieure de la colonne lombaire, rouge, épaisse, insensible.

Obs. 24. — *Lyon médical*, 1882. — Stretton présente au 5e congrès de l'Association médicale britannique un jeune homme de 18 ans bien conformé, intelligence au-dessous de la moyenne, bonne santé, pouvant aisément se baisser jusqu'à terre; spina-bifida occupant les 7e, 8e, 9e dorsales, pas d'impulsion, pas de fluctuation.

Obs. 25. — Camper. — Tumeur lombo-sacrée. Membres inférieurs petits, mais non paralysés. Ponction. Pas d'amélioration. La tumeur se remplit peu à peu, atteignit le volume d'une tête d'homme. A vingt ans le malade eut de la fièvre, et la guérison spontanée survint.

Obs. 26. — Wegner. Th. Clément, Nancy, 1888. — Fille morte à 20 ans de phtisie pulmonaire. Elle avait eu un spina-bifida sacré du volume d'une tête d'adulte, avec incontinence d'urine et faiblesse des jambes. A l'autopsie on constate l'absence des arcs vertébraux de la 2e à la 4e sacrée. Les méninges sont épaissies, la moelle normalement située.

Obs. 27. — Delfosse. Th. Paris, 1874. — Homme, 20 ans. Varus équin double depuis l'âge de 7 ans, pour le pied droit, 15 ans pour le gauche. A 7 ans, convulsions et incontinence d'urine et des matières ayant duré 3 ans. Plaies des pieds, insensibilité des fesses, hyperesthésie de la face antéro-interne des cuisses. Spina-bifida sacré du volume d'une orange. On perçoit une dépression du rachis sur la ligne médiane. La tumeur est formée par une masse cellulo-adipeuse. Après l'amputation tibio-tarsienne double, le malade peut marcher sur la peau des talons.

Obs. 28. — Broca. *Id.* — Femme, 23 ans, tumeur dorsale, pédiculée. A 18 ans, chute sur le dos, devient valétudinaire, s'affaiblit. Mort à 23 ans d'affection aiguë.

Obs. 29. — Hilton. *Med. Times*, 1858. — Femme de 23 ans. Spina-bifida sacré du volume des 2 poings. Mariée, mère de deux enfants. La pression sur la tumeur cause une sensation de pesanteur dans la tête et les jambes. Après une chute sur la tumeur elle fut pendant 14 jours incapable de se tenir debout et ne put d'abord remuer les bras.

Obs. 30. — *Prov. med. and surg. Journal*, 1850. — 25 ans. Spina-bifida lombaire du volume d'une tête de fœtus. Démarche lourde. Diminution de sensibilité dans les jambes. Guérison. La tumeur se rompit ; issue de liquide de temps à autre.

Obs. 31. — Hewett. *London med. Gaz.*, 1844. — Femme, 25 ans. Spina-bifida sacré du volume d'une tête d'enfant, peau épaisse. Pas de paralysie, ne pouvait cependant retenir son urine quand elle était assise.

Obs. 32. — Drummond. *Brit. med.*, 1875. — 25 ans. Gros spina-bifida ombaire, crétinisme, paraplégie.

Obs. 33. — *Bull. Soc. chir.*, 18 mai 1863. — M. Larrey a vu à Cochin, dans le service de Jadiaux, un infirmier âgé de 24 ou 25 ans affecté d'un spina-bifida au niveau des premières vertèbres lombaires. La tumeur du volume du poing, à parois minces, était arrondie, non pédiculée, dépressible, transparente et si douloureuse à la moindre pression qu'elle provoquait instantanément une réaction vive dans le cerveau et une paralysie des membres inférieurs. Cet homme n'avait jamais subi d'opération chirurgicale et se contentait de protéger sa tumeur à l'aide d'une pelote de cuir maintenue par une ceinture ; il faisait sans fatigue son métier d'infirmier.

Obs. 34. — *Brit. med.*, 17 avril 1875. — Dans Druitt's surgeon vade mecum, il y a l'observation d'une femme de 27 ans.

Obs. 35. — Fleury. *Gaz.-hebd.*, 1869. — Cultivateur, 26 ans, spina bifida lombaire, incontinence d'urine depuis l'enfance. Taillé pour un calcul.

Brit. med., 17 avril 1875. — Camper cite un cas où le malade alla jusqu'à 28 ans.

Un malade de Walton vécut 29 ans.

Obs. 36. — *Bull. Soc. chir.*, 18 mai 1853. — M. Billois présente au nom de M. Monod un homme âgé de 30 ans. Pollutions nocturnes, incontinence ou rétention d'urine alternativement, incontinence des matières quand elles sont liquides et des gaz. Insensibilité de la peau du périnée, des bourses et de la partie supérieure des cuisses. Spina-bifida lombaire du volume du poing, fluctuant, non réductible n'augmentant pas par la toux.

Obs. 37. — Hutchinson. *Med. Times*, 1858, a vu un homme de 32 ans porteur d'une tumeur sacrée du volume d'un œuf de canard et qui était probablement un spina-bifida. Cette tumeur avait passé inaperçue jusqu'à l'âge de 12 ans.

Obs. 38. — Desprès. Th. Delfosse, 1874. — Homme, 30 ans. Varus équin double, incontinence d'urine, ulcérations aux pieds et aux fesses. Spina-bifida sacré du volume d'une orange, recouvert de poils, présentant en son milieu un petit appendice, fente osseuse nettement perceptible. On est obligé de pratiquer l'amputation des jambes. Après un séjour de quelques mois à Cochin le malade sort incomplètement guéri.

Brit. med., 17 avril 1875. — Moulinié de Bordeaux a vu un spina-bifida de 37 ans.

Obs. 39. — Smith. *Lancet*, 1878, a vu un malade âgé de 40 ans, marié, porteur d'un spina-bifida dorso-lombaire du volume d'un œuf de poule, ne le faisant pas trop souffrir.

Obs. 40. — Behrend. *Brit. med.*, 17 avril 1875, a vu un malade qui mourut à 43 ans de la pierre après avoir été guéri à l'aide d'une première opération.

On voit dans la thèse de Clément que Smith a dû pratiquer la taille chez un malade de 43 ans.

Obs. 41. — Broca. *Soc. chir.*, 25 juillet 1860, a vu un homme de 47 ans, porteur d'un spina-bifida lombo-sacré du volume d'une tête d'adulte, pédiculé, la peau est amincie mais résistante, la fente vertébrale très large.

Cet homme eut de l'incontinence d'urine jusqu'à 12 ans. A 19 ans, il fait une chute sur le dos. La tumeur s'affaisse complètement. La peau resta plusieurs jours flasque et ridée, non rompue. Le malade peut facilement toucher avec le doigt un rebord dur, osseux. Pendant 8 jours il ne put quitter le lit. Les accidents se dissipèrent à mesure que la tumeur se reformait et il put bientôt reprendre ses travaux. Quand il avait besoin de faire une petite course, il se servait de béquilles, mais seulement pour conserver l'équilibre et contre-balancer le poids de sa tumeur qui l'entraînait tantôt en arrière, tantôt en avant. Mort d'affection calculeuse pour laquelle il avait subi la taille 10 ans auparavant. La moelle était saine comme le montra l'autopsie.

Brit. med., 17 avril 1875. — Behrend a vu un spina-bifida atteindre l'âge de 51 ans.

Swaggerman a vu un malade qui vécut jusqu'à 50 ans.

Giraudeau, *Bull. Soc. anat.*, 1882, a fait l'autopsie d'une malade portant un spina-bifida lombaire, morte à 55 ans d'affection cardiaque.

Callender, *Lancet*, 1878, a vu un malade traité par Astley Cooper au moyen de la compression et âgé de 64 ans. Il avait de l'incontinence de la vessie et du rectum et de la perte de la motilité des membres inférieurs.

Nous rencontrerons plus loin un certain nombre de malades sur lesquels on s'est livré à des interventions et qui étaient âgés de 1 à 53 ans. En les laissant de côté, nous arrivons à un chiffre de 37 spina-bifida ayant dépassé l'âge d'un an, sans avoir été soumis à aucun traitement opératoire, sauf le n° 22 à qui on avait pratiqué une tentative inutile de ligature. Ceux-là ont échappé aux affections qui mettaient leur vie en péril, dangers propres à leur malformation, dangers communs à tous les enfants, aggravés encore chez eux par l'existence de leur infirmité, que sont-ils devenus ?

16 sont restés stationnaires ou ont été perdus de vue ; les renseignements font défaut sur leur compte. Dans ce cas se trouve une femme mariée, mère de deux enfants.

5 sont considérés comme guéris.

Dans un cas, nº 13, l'exactitude du diagnostic est contestée par Parker.

Chez les nºs 17 et 30 on ne peut admettre la guérison complète, puisqu'il s'écoulait du liquide, constamment dans un cas, de temps en temps dans l'autre.

Restent donc les numéros 14 et 25 chez lesquels la guérison a eu lieu à la suite de rupture de la tumeur dans un cas et probablement à la suite d'inflammation sans rupture dans le 2e. Nous n'avons pas ici d'exemple de guérison par isolement de la poche et sa transformation en kyste séreux, nous en verrons un plus loin, obs. 270.

2 malades ont dû subir des amputations doubles pour ulcérations des pieds. Sont morts les nºs 15 de cachexie, 18 du choléra, 19 d'une contusion portant probablement sur des tissus peu résistants qui n'ont pu faire les frais d'une réparation, 26 de phtisie, 28 d'affection aiguë indéterminée, et la malade de Giraudeau d'affection cardiaque.

Une complication inattendue mais parfaitement explicable est celle de la lithiase urinaire. 5 sur 37 malades, dans un cas calculs uréthraux, dans les 4 autres, calculs vésicaux ayant nécessité la taille. Il y a évidemment là-dedans plus qu'une coïncidence. On connaît la coexistence fréquente des troubles trophiques, des paraplégies avec le spina-bifida, n'est-il pas naturel de penser que les lésions des nerfs qui se distribuent à la vessie amènent des troubles d'excrétion favorisant le dépôt des sels de l'urine ; et en effet ces troubles nous les trouvons 3 fois dans les observations 23, 35, 41, les renseignements font défaut pour le malade de Behrend et celui de Smith.

12 malades ont présenté la complication si fréquente du pied bot, de paralysies ou de troubles trophiques.

29, 41 ont eu de la paralysie passagère à la suite de chute sur leur tumeur. Enfin 41, gêné par le volume de sa tumeur, ne pouvait marcher qu'avec des béquilles.

Cette fréquence des paralysies, des pieds bots est bien un peu faite pour étonner. A priori, il semble que plus un spina-bifida est simple, exempt de toute complication, plus il a de chances de rester stationnaire ou de guérir seul. Pourtant ces complications existaient dans la majorité des cas que nous avons vus ; aussi un des enfants qui ont guéri est le nº 14, aussi mal conformé que possible ; le malade de Callender qui a vécu le plus vieux avait de l'incontinence, de la paraplégie ; beaucoup d'autres sont dans le même cas.

Ces paralysies, quelle que soit leur origine, congénitale ou acquise, constituent encore un argument en faveur de l'opération : sont-elles acquises, il y a lieu de supposer qu'on ne les eût pas vues se produire si on avait guéri le spina-bifida. Sont-elles congénitales, elles ne sauraient être une contre-indication à l'intervention ; quelque étrange que cela puisse être, on a vu la guérison du spina-bifida amener la guérison de paralysies préexistantes.

Obs. 42. —Santwoord. *Med. Rec. N. Y.*, 1883, présente le foie et les reins d'un enfant de 12 ans, qui avait eu un spina-bifida avec paraplégie et paralysie des sphincters anal et vésical. A 6 mois, guérison du spina-bifida suivie de guérison de la paraplégie, sauf pour le sphincter vésical.

Nous trouverons plus loin d'autres observations du même genre, obs. 2, 47, 52, 106, 151, 156, 160, 285, 323, cette dernière, grâce à une intervention.

Dans d'autres cas, obs. 14, 23, 43, 61, 74, 110, 133, 140, 145, 163, 169, 170, 220, le spina-bifida ayant guéri, et l'enfant ayant survécu, la paralysie n'a pas été améliorée ; il y a là quelque chose qu'on ne peut prévoir à l'avance ; mais dans ces cas le doute ne saurait être une raison de s'abstenir, puisque, si la paralysie existe on ne craindra pas de la produire en traitant le spina-bifida, mais au contraire on peut la guérir. Les chances sont peut-être bien faibles, mais elles existent.

Comme on le voit, les résultats fournis par l'abstention ne sont pas de nature à donner grande satisfaction au chirurgien ; nos prédécesseurs pouvaient s'en contenter, mais nous, qui disposons aujourd'hui d'autres moyens qu'eux, nous avons le devoir d'être plus exigeants.

Toute opération fait courir des risques au malade ; dans l'affection qui nous occupe, les principaux dangers sont la méningite, la paraplégie plus ou moins à craindre selon le mode de traitement employé ; il sera plus à propos de les examiner dans chaque chapitre consacré au traitement, ici nous voulons seulement parler d'un accident qui arrive indifféremment, qu'on emploie tel ou tel procédé, et que quelques auteurs ont invoqué pour repousser ou du moins retarder l'intervention, c'est l'hydrocéphalie.

Quand on voit l'hydrocéphalie survenir après une intervention ayant pour but la guérison du spina-bifida et suivie ou non de succès, on établit malgré soi, entre l'hydrocéphalie et l'intervention un rapport de cause à effet, et quelques chirurgiens, Giraldès en France, Cameron en Angleterre conseillent de ne pas intervenir avant de s'être assuré de l'état des sutures crâniennes.

Sur 330 observations l'hydrocéphalie est apparue 41 fois, 27 fois en dehors de toute intervention, 14 après, sans que la méthode de traitement semble avoir eu d'influence. Dans les cas où elle était antérieure à l'opération, elle a guéri ou est restée stationnaire 8 fois, 19 fois l'enfant est mort. Dans les autres elle est apparue dans un laps de temps variant de 1 à 6 mois après l'opération, 5 fois elle est restée stationnaire ou même a disparu, 9 fois l'enfant est mort.

Cette proportion, 27 contre 14, suffit pour montrer que le traitement ne doit pas être incriminé. C'est que, dans le spina bifida, le manque d'ossification des vertèbres, la hernie de la moelle ne constituent pas toute la maladie. Il y a en même temps maladie des méninges, caractérisée par une hypersécrétion du liquide céphalo-rachidien. Nous n'avons pas à parler ici du rôle qu'on a fait jouer à cette hypersécrétion dans la production du spina-bifida, mais une fois le spina-bifida produit c'est elle qui l'individualise en partie en déterminant sa marche, son augmentation de volume, en le laissant stationnaire, de sorte que selon que la sécrétion sera peu ou très abondante, on aura un spina-bifida bénin présentant peu de tendance à l'accroissement ou un spina-bifida augmentant rapidement et s'ouvrant au dehors.

Il y a ainsi balancement entre le spina-bifida et la cavité crânienne; on se trouve en face d'un problème d'hydrostatique qu'on peut ainsi poser : Étant donné un tube inextensible fermé à ses deux extrémités, crâne et spina-bifida, par une membrane élastique et renfermant un contenu compressible, centres nerveux, lequel de ces 3 éléments souffrira le plus si la pression vient à augmenter? Si le spina-bifida est le moins résistant on le verra se rompre; si c'est le crâne il y aura hydrocéphalie ; si ce sont les centres nerveux, paralysie et mort.

Voici deux exemples de ces différentes hypothèses.

Voir obs. 4. Le spina-bifida guéri sans opération, il se fait une perforation de la peau du crâne, le liquide est projeté à quelques pouces de la tête en jet gros comme un tuyau de pipe.

OBS. 42 *bis*. — RANDLE BUCH. *Brit. med.*, 1869. — Fille née le 4 juillet 1868, spina-bifida situé au bas de la région dorsale, semblable à une phlyctène produite par un vésicatoire, circulaire 8 millim. de diamètre.

Au centre, la moelle très visible. Bandage. 30 juillet, issue du liquide.

Quand cet écoulement cessa la tête jusque-là de dimensions naturelles se mit à augmenter, les sutures s'ouvrirent, le frontal devint proéminent jusqu'à la mort qui arrive le 8 novembre, la tête et le sac augmentèrent. A chaque fois que ce dernier donnait issue à du liquide, la tête diminuait. Quelque temps avant la mort l'enfant fut complètement paralysé, pas de convulsions. Le sac contenait la moelle.

Cette observation est très intéressante; nous n'en avons point trouvé d'autre qui montrât d'une façon aussi nette cette sorte de balancement entre le spina-bifida et le crâne; malheureusement elle contient une lacune, l'auteur néglige de dire si, au moment de la paralysie, il y avait écoulement de liquide céphalo-rachidien. S'il n'y en a pas eu, on pourrait avec vraisemblance, attribuer cette paralysie sans convulsion à la compression exercée par le liquide céphalo-rachidien sur les centres nerveux. Quoi qu'il en soit, on comprend facilement cette façon de mourir, le crâne et le spina-bifida résistant, les centres nerveux se trouvent comprimés.

La situation est bien embarrassante pour le chirurgien placé en face d'un spina-bifida avec hypersécrétion de liquide. Il est obligé de choisir entre une des deux décisions suivantes : s'abstenir, assister à la rupture du sac et à la mort par méningite qui est infiniment probable; guérir le spina-bifida et voir survenir la mort par hydrocéphalie. C'est assez dire que pour sauvegarder sa responsabilité, il devra observer quelque temps l'enfant et s'il voit la tumeur augmenter rapidement, prévenir la famille des dangers que court l'enfant, qu'on intervienne ou qu'on n'intervienne pas. Depuis quelque temps, on a employé pour combattre l'hydrocéphalie la ponction des ventricules, pratiquée 2 fois dans le cas spécial qui nous occupe, par Mayo Robson (*Rev. chir.*, janvier 1891), sur un enfant devenu hydrocéphale après guérison de son spina bifida par l'injection de Morton; et par M. Picqué sur l'enfant faisant le sujet de l'observation qu'il a eu l'obligeance de nous communiquer, mais ces cas sont encore trop peu nombreux pour qu'on puisse en tirer quelque conclusion.

Si cette question de l'hydrocéphalie vient assombrir considérablement le pronostic, elle est assez rassurante à un autre point de vue par les considérations un peu hasardées peut-être qu'il est permis d'en tirer, quand on se trouve en face d'un spina-bifida stationnaire ou n'augmentant pas rapidement.

Nous avons déjà, avec Cooper, comparé le spina-bifida aux hernies abdominales. Reprenons cette comparaison. La cure radicale des hernies est une opération peu dangereuse donnant de bons résultats, mais malheureusement les récidives ne sont pas rares, et quand elles ont lieu, elles se produisent ordinairement du côté opéré et non de l'autre côté. Dans le spina bifida, c'est le contraire, il récidive sous forme d'hydrocéphalie; on peut par l'intervention obtenir une cicatrice assez solide pour lutter avec avantage contre la résistance de la peau du crâne et des sutures; quand il y a lutte ce sont ces parties jusque-là saines qui sont vaincues et la cicatrice qui résiste victorieusement.

Aussi ne trouvons-nous pas beaucoup d'exemples de récidive et ceux qu'on donne comme tels sont sujets à contestation.

OBS. 43. — DESPRÈS. *Gaz. hôp.*, 1883. — 22 ans, se plaint de ne pouvoir uriner ou d'uriner malgré lui. La cause de cette paralysie a paru à M. Desprès être un ancien spina-bifida opéré et récidivé occupant la région sacrée. Il existe au niveau de la 1re vertèbre sacrée une large cicatrice au milieu de laquelle on rencontre une dépression, et au niveau de celle-ci on constate une tumeur du volume d'une noisette, réductible et reparaissant pendant l'effort. La cicatrice est le fruit d'une opération qui a été faite peu de jours après la naissance. Le médecin de la localité a excisé la tumeur et a cautérisé au fer rouge, c'est du moins ce qu'ont dit les parents du malade. Depuis sa plus tendre enfance, ce garçon urinait au lit et depuis l'enfance jusqu'à ce jour il urine sous lui par regorgement. D'après M. Desprès on peut se demander si l'opération n'est pas pour quelque chose dans la paralysie et si c'est une récidive ou, au moins, un échec de l'opération.

Pour qu'on puisse dire qu'il y a récidive, il faut qu'à un moment donné on ait constaté la guérison complète du spina-bifida devenu dur, sans aucun point fluctuant, irréductible, n'augmentant pas de volume par l'effort, les cris et que plus tard cette tumeur se mettant de nouveau à augmenter regagne ou dépasse son volume primitif. Cette constatation fait défaut dans l'espèce. La récidive semble bien exister cependant dans les obs. 180 et 292, mais elles ne sont pas assez explicites pour qu'on puisse décider s'il y a vraiment récidive ; et 2 récidives seulement c'est peu. En tout cas, on comprend qu'étant donnée d'un autre côté la pression moins grande dans le canal rachidien que dans la cavité abdominale au moment des efforts de la toux, la hernie des méninges jouisse, au point de vue de la récidive, d'une véritable supériorité sur la hernie intestinale.

Nous venons de voir les mauvais résultats fournis par l'expectation, voyons maintenant ce que donnent des méthodes de traitement plus actives.

CHAPITRE II

Certains procédés ont été employés qui sont abandonnés aujourd'hui à juste titre, le séton, l'incision qui même pratiquée avec tous les soins antiseptiques a donné de mauvais résultats à Lister. Whitehead lui doit cependant un succès.

Obs. 44. — Whitehead. *Med. ch. trans.*, 1884. — Femme de 27 ans, spina-bifida sacré mesurant 25 centim. × 30, couvert par une peau saine mais amincie. La tumeur restée stationnaire pendant 21 ans avait beaucoup augmenté les 7 dernières années. Ponction, drainage, cautère actuel, enfin incision et tamponnement avec de la gaze iodoformée. Le drainage avait causé des symptômes alarmants.

L'électrolyse employée une fois par M. Lannelongue avait procuré une diminution de la tumeur, mais l'enfant mourut de lymphangite gangreneuse.

Nous examinerons seulement les résultats fournis par :

La ponction ;

Les injections ;

L'ablation de la poche.

PONCTION

A. — *Succès.*

Obs. 45. — A. Cooper. *Med. ch. transactions*, vol. II. — Garçon de 10 semaines, spina-bifida lombo-sacré du volume d'une demi-bille de billard, 8 ponctions. Compression. Après la 5e ponction le liquide était sanieux, après la 7e mêlé de lymphe coagulable, pas de paralysie.

Obs. 46. — *Loco citato.* — Spina-bifida sacré, très gros, 30 ponctions. Compression. Une fois des convulsions.

Obs. 47. — Probart. *Lancet*, XI. — Garçon de 10 semaines. Tumeur lombaire augmentant lentement, facilement réductible. Paralysie complète des membres inférieurs. Convulsions journalières. 3 ponctions, compression, guérison. L'usage des membres inférieurs est revenu graduellement.

Obs. 48. — Dawson. *Trans. Prov. med. surg.* — Fille, tumeur du volume d'un petit dé, 4 ou 5 ponctions. Devint une vigoureuse jeune femme.

Obs. 49. — Velpeau. — 4 ponctions pratiquées dans l'espace d'un mois. De plus compression aidée de topiques astringents continuée encore pendant quelques mois. Velpeau semble penser que la tumeur ne communiquait pas.

Obs. 50. — Robert. — Petite fille de 10 mois soignée à Beaujon.

Obs. 51. — Labonne. *Rev. méd.*, 1826. — Enfant de 1 an, tumeur de la nuque du volume d'une orange. 5 mouchetures sur les côtés de la tumeur. Il s'en écoula pendant 8 jours une sérosité de couleur citrine. La tumeur alors s'affaissa et ne tarda pas à disparaître complètement.

Obs. 52. — Rugieri. *Annal univ. de méd.*, juillet 1827. — Enfant de 2 mois, 3 ponctions. Compression, guérison même de la paraplégie.

Obs. 53. — Stephens. *New York journal*, 1853. — Petite fille âgée de 8 mois, ponction, guérison.

Obs. 54. — Skinner. *Arch. méd.*, 1837, t. 11. — Petite fille de 7 mois, 70 ponctions, mort de pneumonie.

L'autopsie a parfaitement démontré que la tumeur n'est pour rien dans les causes de la mort qui fut le résultat de la double inflammation du conduit intestinal et des poumons.

Obs. 55. — Stevens. *Prov. med. surg. journal*, 1843-44. — Fille de 8 mois, tumeur sacrée, peau mince et membraneuse. La tumeur partagée en deux par une bande de téguments descendant verticalement le long de la colonne vertébrale, 4 ponctions ; guérison. Après la dernière ponction, issue du liquide pendant 24 heures et inflammation du sac.

Obs. 56. — *Lancet*, 1846, II. — Fille, tumeur lombo-sacrée, grosseur d'un raisin, 7 ponctions, compression.

Obs. 57. — Iliff. *Lancet*, 1850. — Fille, 1 mois, tumeur lombaire grosse, comme la moitié d'une petite pomme, peau mince, 8 ou 9 ponctions à intervalle de 4 jours. Guérison.

Obs. 58. — Smith. *Lancet*, 1869. — Homme, 32 ans, tumeur sacrée. Les téguments minces étaient souvent enflammés. Guérison à la suite d'inflammation aiguë des parois du sac qui avait souvent été ponctionné sans résultat.

Obs. 59. — Camara Cabral. *Brit. med.*, 1872. — 25 jours, spina-bifida lombaire, 5 ponctions. Guérison. Liquide très albumineux. Après les 2 dernières ponctions, signes de méningite.

Obs. 60. — *New-York J. of medecine*, cité dans le *Lond. med. journal.* — Tumeur sacrée, 9 millim. de diamètre, couverte d'une membrane mince, 4 ponctions. Guérison. Revu 2 ans plus tard allant très bien.

Obs. 61. — Rozetti. Th. Guibbaud. — Petite fille de 2 mois, affectée à la fois de paraplégie et d'hydrorachis du volume d'une grosse noix, 3 ponctions. Rozetti. Th. Guibbaud. — Un autre enfant traité de la même manière avec succès.

Obs. 62. — Buttcher. *Dublin journal*, nov. 1881. — Fille, 10 mois, bien constituée, spina-bifida occupant toute la colonne cervicale jusqu'à la 2e dorsale. Non réductible, la peau est normale. La pression ne produit pas de troubles. Ponction et compression avec un appareil plâtré. 2e ponctions. Guérison. Mort quelque temps après de scarlatine.

Obs. 63. — Veron. Th. Clément, Nancy, 1888. — 10 ans, tumeur lombo-sacrée du volume du poing, pédiculée, peau normale. La pression produit de l'assoupissement. Ponction et compression, décubitus abdominal, gangrène de la peau. Ecoulement de sérosité. Guérison au bout de quelques mois.

Obs. 64. — Veron. Th. Clément, Nancy, 1888. — Tumeur sacrée du volume d'une orange. Pédiculée, réductible. La peau est normale, transparente, la pression non douloureuse ; 8 ponctions suivies de compression. Gangrène puis guérison spontanée.

B. — *Décès.*

Obs. 65. — A. Cooper. *Med. ch. transactions.* — Fille, 10 jours, une ponction, la tumeur guérit mais l'enfant mourut. Le 4e jour la tumeur était remplie de lymphe coagulable. Le 6e jour, convulsions, le 10e, mort. A l'autopsie, cerveau sain, 170 gr. de liquide dans les ventricules.

Obs. 66. — Stafford. *Injuries and diseases of spines*, 1826. — Fille, 11 jours, tumeur lombaire considérable augmentant rapidement, ulcération des téguments ; ponctions répétées. La tumeur se consolide. Pas de paralysie, mort au milieu de convulsions. 2 nerfs traversaient le sac.

Obs. 67. — Walker. *Lancet*, 1830. — Fille, tumeur lombaire, peau normale, ponction. 2 poches ouvertes dans le canal. La moitié de la moelle était dans le sacrum, l'autre moitié fibroïde passait dans le sac.

Obs. 68. — Porter. *Prov. med. surg. journal*, 1844. — 6 semaines, tumeur lombaire du volume d'une boule de cricket, 2 ponctions. Sac ratatiné rompu, peau enflammée et ulcérée.

Obs. 69. — Iliff. *Lancet*, 1850. — Fille, 3 semaines. Spina-bifida lombo-sacré. Jambes toujours fléchies, 6 ponctions. La moelle et les nerfs étaient étalés sur la paroi postérieure du sac.

Obs. 70. — Hutchinson. *Med. Times*, 1858. — 7 mois, tumeur lombaire du volume du poing. Hydrocéphalie. A 7 mois la tumeur et la tête augmentèrent rapidement de volume, 230 gr. de liquide furent retirés. Le 10e jour, convulsions et mort. Pus dans le sac qui était traversé par les nerfs.

Obs. 71. — Ritter. *Gaz. méd.*, 1845. — Tumeur lombaire. Commencement de gangrène du sac. Myélite.

Obs. 72. — Page. *Union médicale*, 1847. — Enfant de 3 mois. Spina-bifida lombaire. Peau enflammée. L'enfant alla bien pendant 8 jours. Mort de convulsions au 13e.

Obs. 73. — Robert. *Soc. chirurgie*, 1847. — 15 mois. Tumeur sacrée, paraplégie, 3 ponctions à 10 jours d'intervalle. Convulsions, moelle dans le sac.

Obs. 74. — Pooley. *Gaz. méd.*, 1848. — Spina-bifida cervical. Hydrocéphalie. 2 ponctions à 1 mois d'intervalle. Pas de nerfs dans le sac.

Obs. 75. — Velpeau. *Méd. opératoire*. — Tumeur lombaire, peau mince et rare. Paralysie. 4 ponctions. Méningite.

Obs. 76. — Tatum. *Med. Times*, 1858. — Homme 20 ans, tumeur sacrée, pédiculée, plus grosse qu'une tête d'homme. Peau ulcérée en 2 ou 3 endroits. Mouvements involontaires des jambes et défécation s'étant produits 2 ou 3 fois, 2 ponctions par lesquelles on retire 1/2 bassin de liquide. Erysipèle, méningite, pas de nerfs dans le sac.

Obs. 77. — Barnes. *Med. Times*, 1858. — Garçon, 4 jours. Spina-bifida lombaire de 6 centim. de diamètre, irrégulier, couvert d'une membrane mince. La mère croit que les jambes étaient paralysées. 1 ponction. Mort. Le sac s'ouvrit le 2e jour. Convulsions dans la tête, le tronc, les bras. Mort le 4e jour.

Obs. 78. — Oscar. *Med Times*, 1858. — Garçon 14 jours, tumeur lombaire du volume d'une orange, augmentant rapidement, membranes saines. Pas de paralysie motrice, diminution de la sensibilité, 2 ponctions, l'enfant souffre constamment. Convulsions. Mort à 6 semaines.

Obs. 79. — Law. *Lancet*, XVI. — Garçon, 2 mois, tumeur lombaire, 2 pouces de diamètre, enveloppes minces, incontinence fréquente des matières, constante d'urine. Ponctions répétées. Compression. La tumeur devenait petite et ferme, paraissait guérie. Les matières et l'urine étaient évacuées normalement. Alors la tumeur suppura et l'enfant mourut.

Obs. 80. — Wardrap. *Lancet*, XVIII. — Spina-bifida dorsal très gros. Ponctions répétées, convulsion soudaine et fatale. A l'autopsie, moelle saine.

Obs. 81. — Hulke. *Med. Times and Gaz.*, 1863. — Tumeur lombaire, 5 ponctions. La 1re eut lieu le 18 octobre, la 5e le 17 janvier, mort le 18.

Obs. 82. — Campbell. *Med. Times and Gaz.*, 1870. — Dorso-lombaire, hydrocéphalie, paralysie de la jambe gauche. Augmentation continuelle du sac.

Mort d'épuisement. La moelle au-dessous de la 8e dorsale était composée de 2 moitiés inégales.

Obs. 83. — Langenbeck. *Brit. med.*, 1871. — Tumeur cervicale du volume d'un œuf d'autruche. Hydrocéphalie. Ponction. Écoulement continuel de liquide. Convulsions le 3e jour. L'arc de la 5e cervicale est ouvert, une fissure de 1 cent. de long conduisait dans le canal central de la moelle, large de 1/2 cent. Les cordons postérieurs sont amincis et ne mesurent que 1 millim. Absence du cervelet.

Obs. 84. — Ogle. *Pathol. Soc. trans.*, XI. — Garçon, 15 mois. Tumeur dorso-lombaire. Sac ulcéré, plusieurs ponctions. La ponction amenait une amélioration temporaire ; l'enfant fut très bien jusqu'à 2 jours avant sa mort qui arriva quand le sac s'ulcéra et les convulsions survinrent. Les nerfs traversaient le sac rempli de matière fibrineuse.

Obs. 85. — Fleischmann. *Jahrb. f. kinderh.*, 1872. — 2 jours bien portant. Tumeur lombo-sacrée sessile ridée. Peau rouge et couverte de poils. A l'autopsie on trouve la moelle adhérente aux parois de la poche. 3 ponctions suivies de compression. Mort le 15e jour.

Obs. 86. — Morton. *Brit. med.*, 1872. — Lombaire, ponction, écoulement continuel de liquide.

Obs. 87. — Hacon. *Path. Soc. trans.*, XV. — Fille, tumeur lombaire du volume d'une petite orange. Paraplégie, incontinence d'urine, ponctions répétées. Suppuration du sac. La moelle adhérait au milieu du sac, les nerfs en émanaient.

Obs. 88. — West. *Lancet*, 1875. — Fille de quelques mois. Troubles de la sensibilité et paralysie des membres inférieurs. Tumeur cervicale du volume d'une orange, réductible, transparente ; 3 ponctions suivies de compression. La tumeur se reforme. Hydrocéphalie ; mort à un an.

Obs. 89. — Ranke. *Jahrb. f. kinderh.*, 1877. Th. Clément. — 4 semaines, bien constitué, hydrocéphalie. Tumeur sacrée réductible, peau normale mais amincie, 3 ponctions et compression, convulsions. Adhérence de la moelle à la poche reconnue à l'autopsie.

Obs. 90. — Hofmokl. *Wien. med. Jahr.*, 1878. Th. Clément. — Garçon, 14 mois, chétif, hydrocéphale, prolapsus du rectum et adhérence du pénis au scrotum. Tumeur lombaire du volume d'une tête d'enfant, sessile, réductible. 1 ponction, rupture de la poche. Convulsions, moelle adhérente à la poche.

Obs. 91. — Smith. *Path. Soc. trans.*, XXI. — 14 mois. Tumeur lombaire, dimensions à la naissance d'une balle de cricket, ponction. Méningite spinale, mort en 2 jours. 2 cavités furent trouvées, l'une ponctionnée s'ouvrait dans la cavité arachnoïde, l'autre plus petite dans l'espace sous-arachnoïdien. Portion de la queue de cheval dans la cloison de séparation.

Obs. 92. — Marchand. *Schmidt's Jahrb.*, 1884, th. Clément. — Fille de 20 ans, pied bot et atrophie de la jambe droite, spina-bifida antérieur au niveau du sacrum. Le siège est reconnu à l'autopsie. Méningite ; des filets nerveux viennent se fixer aux parois.

Plus 8 cas rapportés sans détail dans la thèse de Guibbaud.

Sans résultat.

Demme. Voir à injections d'iode.

Camper.

Obs. 93. — Barron. *Lancet*, 1882. — Enfant de 3 ans, tumeur lombaire de 40 centim. de circonférence. Enveloppes amincies, démarche lourde, ponctions répétées, pas d'amélioration.

Tels sont les résultats de la ponction, quelques succès publiés à titre de curiosités et un nombre infini d'insuccès dont on se rend compte quand on voit Guersant déclarer qu'il a fait 15 à 18 fois la ponction sans avoir eu à s'en louer ; Ruysch, Breschet avouer qu'ils n'ont jamais eu un seul succès. C'est un pis-aller dont on s'est contenté à défaut de mieux, mais qui n'a jamais inspiré grand enthousiasme à ceux qui l'employaient et sans être absolument aussi sévère que Cruveilhier, on peut dire avec lui : « Les effets rapidement funestes de la ponction, toutes les « fois qu'elle a été pratiquée, doivent la faire repousser à jamais ». C'est d'ailleurs une question qui semble jugée dans la pratique, étant donné le petit nombre d'observations contemporaines que nous avons pu relever. A mesure qu'on voit se multiplier les observations d'injections ou d'excisions, celles de ponctions deviennent plus rares.

Nous ne nous attacherons qu'à un point, chercher la destinée ultérieure de ceux qui ont guéri.

Les nos 47 et 52 qui avaient de la paraplégie l'ont vue guérir en même temps que le spina-bifida.

Le no 48 est devenu une vigoureuse jeune femme et le no 60 allait bien 2 ans après.

CHAPITRE III

Injections.

Brainard sur un enfant de 3 mois fit 3 injections d'iode et une de tannin ; M. Monod une injection d'alcool, d'ailleurs sans succès ; la substance la plus employée a été l'iode.

Injecter de l'iode dans une hydrocèle c'était créer une nouvelle méthode thérapeutique, transporter cette méthode de la cavité vaginale au péritoine constituait une singulière audace, mais mettre les éléments nerveux au contact de cet agent irritant semblait devoir dépasser toutes les bornes de la témérité. Velpeau après avoir entrevu la possibilité d'attaquer l'hydrorachis par les injections iodées s'en tenait à cette vue de l'esprit, ajoutant : « qui osera le premier porter la teinture d'iode « dans le crâne sachant que l'inflammation des méninges devient rapi- « dement mortelle ? »

Brainard osa et réussit. Velpeau n'en vint que plus tard à cette application spéciale de la méthode dont il était le promoteur. Les succès se répétèrent et en 1860 Debout faisait à la Société de chirurgie un rapport sur cette question ; puis vient Caradec de Brest, partisan enthousiaste de la méthode ; encore quelques observations dispersées, mais on sent de la défiance à l'égard d'un agent aussi irritant que l'iode, les succès obtenus ne semblent pas entraîner la conviction et en 1871 Ackermann (*Lancet*, II) disait encore qu'un chirurgien ne peut avoir l'idée de pratiquer une injection qui serait fatalement mortelle.

A cette époque vient Morton qui modifie l'injection Brainard-Velpeau, changement du véhicule, diminution du taux d'iode, indication de certaines petites précautions peut-être trop négligées jusque-là et crée ainsi la méthode à laquelle on attache son nom. Il publie quelques observations heureuses, sait exciter dans le monde médical un courant d'opinion favorable à sa méthode; alors les interventions se multiplient donnant de très beaux résultats et aujourd'hui l'injection de Morton jouit en Angleterre de la faveur enthousiaste d'un très grand nombre de médecins ; en Amérique aussi. Sur le continent elles semblent s'acclimater plus difficilement. Nous n'en n'avons pas trouvé d'exemple en France, les Italiens s'en tiennent à la ligature élastique, et l'injection iodo-iodurée semble avoir conservé les préférences des Allemands.

Nous examinerons isolément ces deux méthodes dans leur manuel opératoire, dans leurs succès et leurs revers, puis les comparant l'une à l'autre, nous rechercherons si l'injection de Morton mérite réellement le nom de méthode, ou si elle constitue une simple variante de la méthode Brainard-Velpeau.

Simple injection d'iode

Succès.

Obs. 94. — Brainard. *Med. Times and Gaz.*, XVIII. — Fille, 13 ans. Spina-bifida sacré. Incontinence d'urine et des matières, paraplégie partielle, idiotie, nombreuses ulcérations et cicatrices. Injection. La tumeur diminue beaucoup, l'intelligence s'améliore.

Obs. 95. — Brainard. *Americ. med. Journal.* — Fille, 3 ans. Tumeur sacrée, peau saine, excepté en un point où elle était nævoïde.

Obs. 96. — Brainard. *Bull. Soc. chir.*, 1860. — Fille, 13 ans. Tumeur sacrée, 15 injections d'iode dilué. Le traitement a duré 10 mois.

Obs. 97. — Fille, 8 jours. Tumeur lombaire, hydrocéphalie, une injection.

Obs. 98. — *Loco citato.* — Fille, 3 mois, tumeur lombaire, hydrocéphalie, 3 injections ; durée du traitement, 4 semaines.

Obs 99. — *Loco citato.* — Garçon, plusieurs injections, suppuration du sac.

Obs. 100. — *Loco citato.* — 2 injections d'iode à 1/3.

Obs. 101. — *Loco citato.* — 2 injections d'iode à 1/3.

Obs. 102. — Du Tremblay. *Bull. Soc. chir.*, 1860. — Garçon, 14 mois. Tumeur lombaire, injection d'iode à 1/4.

Obs. 103. — Chassaignac. *Bull. Soc. chir.*, 1860. — Garçon, 2 mois. Tumeur sacrée, injection d'iode à 1/2, quelques convulsions.

Obs. 104. — Velpeau. *Bull. Soc. chir.* — Fille 4 mois, 6 injections d'iode à 1/3. Légères convulsions ; durée du traitement, 13 mois.

Obs. 105. — Maisonneuve. *Bull. Soc. chir.* — Garçon 4 jours, tumeur lombaire, injection d'iode à 1/2, paraplégie.

Obs. 106. — Lezerie. *Bril. med. Journ.*, 1862. — Fille 9 mois, tumeur lombaire du volume d'une orange. Paralysie complète des membres inférieurs, partielle des supérieurs. Ponction à la lancette. 2 injections de parties égales de teinture d'iote et d'eau équivalant à la quantité de liquide retiré. La paralysie guérit, laissant seulement de l'incontinence d'urine ; 2 ans plus tard, la tumeur avait le volume d'une noisette.

Obs. 107. — Caradec. *Union méd.*, 1862. — Fille de 1 mois, bien portante. Tumeur lombaire 8 centim. de haut, 6 centim. transversalement, sessile, peu réductible. La pression produit des convulsions. Ulcérée au milieu. Injection alcoolo-iodée. Guérison.

Obs. 108. — Caradec. *Union méd.* — Garçon, 2 mois, vigoureux. Tumeur sacrée sessile, réductible, peau normale. Injection alcoolo-iodée. Guérison.

Obs. 109. — Coates. *Lancet*, 1866. — Fille, 3 mois, tumeur lombo-sacrée du volume d'une noisette, peau très mince. Guérison. L'enfant court avec les autres.

Obs. 110. — Nicholl. *Guy's hospital report*, 1869. — 18 mois, chétif, paralysie des membres inférieurs, convulsions, tumeur sacro-lombaire du volume d'une tête d'enfant. Réductible, orifice petit. La peau menace de se perforer par places. Injection de teinture d'iode étendue. Guérison.

Obs. 111. — Roux. *Bull. thérap.*, 1869. — Fille, 6 mois. Spina-bifida sacré, très gros, descendant au tiers inférieur des cuisses. Ponction, injection d'iode, malaxation, aspiration de tout le liquide. Occlusion du canal pendant l'opération.

Obs. 112. — Ellis. *Philadelphia Med. Times*, 1874. — 2 ans, bien portant. Tumeur dorso-lombaire, sessile, réductible, peau normale.

Obs. 113. — Lobker. *Schmidt's Jahrb.*, 1881. Th. Clément. — Garçon, 7 semaines, tumeur lombaire du volume d'une orange. Réductible. Orifice nettement perceptible. Peau ulcérée en un point.

Obs. 114. — Lobker. *Schmidt's Jahrb.*, 1881. Th. Clément. — Fille, 11 mois, tumeur lombaire du volume du poing, réductible, amincie, menaçant de se rompre. Mort, mais non des suites de sa tumeur.

Obs. 115. — Vogt. Clinique de Greisswald, 1884. *Rev. ch.*, 1885. — Garçon, 7 ans. 3e et 4e lombaires du volume d'une pomme. Peau normale, légère dépression centrale, au-dessous de la dépression, ulcération. La ponction retire 5 gr. ; injection d'iode à 1/60 répétée 3 fois à 3 et 8 jours d'intervalle. Guérison après la 4e.

Obs. 116. — Jemme. *Rapp. comité Londres.* — Tumeur cervicale ; injection de 2 gr. 50 de teinture d'iode.

Obs. 117. — Lobker. *Soc. méd. de Greifsswald.* Th. Clément. — 3 semaines, bien portant, tumeur sacrée, peau normale.

Obs. 118. — Rasmussen. Th. Clément. — Fille, 1 mois, chétive, tumeur sacrée, pédiculée, mesurant 6 millim. de diamètre. On perçoit l'orifice de communication après une première ponction. La peau est amincie, tendue sans dépression cicatricielle. Injection iodo-iodurée.

Obs. 119. — Demme. Th. Clément. — Fille de 4 mois, tumeur cervico-dorsale du volume d'une tête d'enfant, pédiculée, réductible. Quelques ponctions et compression. La tumeur étant beaucoup réduite au bout de quelques années on fait des injections d'iode. Guérison.

Obs. 119 *bis.* — Vasalli. Th. Clément. — Tumeur lombaire du volume d'un œuf de poule, réductible, violacée, ulcérée à la partie médiane, une injection.

Décès.

Obs. 120. — Robert. *Bull. Soc. ch.*, 1860. — 3 mois, tumeur lombaire; injections d'iode à 1/3, mort de convulsions.

Obs. 121. — Serres. *Bull. Soc. ch.*, 1860. — Spina-bifida lombaire; iode à 1/2, mort de convulsions au bout de 10 jours.

Obs. 122. — Jobert. *Bull. Soc. ch.*, 1860. — 1 mois, tumeur lombo-sacrée; iodée à 1/2, mort de convulsions au bout de 8 jours.

Obs. 123. — Texier. *Bull. Soc. ch.*, 1860. — 3 mois; injection à 1/3, mort de convulsions au bout de 9 heures.

Obs. 124. — Gross. *Brit. med.*, 1861. — Garçon, 11 semaines. Tumeur lombaire du volume d'une orange. Injection d'iode à 1/4. Rupture du sac le 5e jour, mort de convulsions, pas de nerfs dans le sac qui était rempli d'une couche de lymphe.

Obs. 125. — Gross. *Brit. med.*, 1861. — Spina-bifida lombo-sacré du volume d'une bille de billard; injection d'iode à 1/6, 1/3; la cavité était oblitérée par de la lymphe coagulée. Rupture du sac, mort de convulsions.

Obs. 126. — Cheever. *Bost. Jour.*, 1889. — Garçon de deux mois, vigoureux, tumeur sacrée sessible, réductible. On perçoit l'orifice de communication. Teinture d'iode diluée puis légère compression. Convulsions. Mort.

Obs. 127. — Demme. *Schmidt's Jabrb.*, 1884. Th. Clément. — Tumeur dorsale sessile, réductible, peau normale. Convulsions, hydrocéphalie, mort.

Obs. 128. — Vogt. *Clin. Greifswald*, 1884, *Rev. chir.*, 1885. — 11 semaines, lombaire du volume du poing, rouge, fluctuante, peau amincie; 2 injections à 1/60. Mort quelques semaines après de cause inconnue, la tumeur diminuait.

Pas de modifications.

Nélaton. *Bull. Soc. ch.*, 1860. — Garçon de 8 jours. Tumeur lombaire, rien au bout de 26 jours.

Amélioration.

Obs. 129. — Viard. Th. Delfosse, Paris, 1874. — Garçon de 2 mois 1/2, hydrocéphalie légère, pas de paraplégie. Tumeur lombo-sacrée du volume d'une orange, réductible, pédicule large. La pression fait crier l'enfant. La peau est amincie, rouge, ulcérée au centre. Injection iodo-iodurée suivie de paraplégie. Mort du croup 3 mois après l'intervention. La tumeur existait toujours, ridée, molle, moins sensible qu'auparavant.

Nous arrivons ainsi à un total de 38 spina-bifida traités par l'injection d'iode, sur lesquels nous trouvons 27 succès, 9 morts, 1 amélioration, 1 malade resté sans amélioration.

Sur les 9 décès, 8 ont eu lieu au milieu de convulsions survenues dans 2 cas après rupture de la tumeur. Dans le cas où elles ont été le plus précoces, les convulsions sont arrivées au bout de 9 heures ; dans un autre elles ont attendu 8 jours ; une fois l'hydrocéphalie est apparue.

Dans l'obs. 128, l'enfant est mort quelques jours après sa sortie, la cause du décès n'est pas indiquée.

Des 2 malades non guéris, celui de Watt est mort de diphtérie 3 mois plus tard ; chez celui de Nélaton on pratiqua l'excision au bistouri. Mort.

Sur les 27 guérisons, 22 ne présentaient aucune complication pré-opératoire autre que des ulcérations de la peau qui ont guéri sans incident. Deux avaient de l'hydrocéphalie ; on ne dit pas si elle s'améliora ou augmenta.

3 présentaient des paralysies, obs. 106 complète des membres inférieurs, partielle des supérieurs. Guérison, il reste seulement de l'incontinence.

Obs. 94, paraplégie, partielle, idiotie. Amélioration seulement de l'idiotie.

Obs. 110, paraplégie, convulsions, pas de détails sur le sort de cette paraplégie.

Des incidents ont traversé la guérison. Les malades des obs. 103, 104 ont eu des convulsions.

Les injections ont déterminé de la paraplégie chez 2 malades : obs. 105 qui ne guérit pas et obs. 129 qui mourut du croup quelque temps après.

Peu de malades ont été revus un laps de temps assez considérable après leur guérison. C'est ce manque de détails ultérieurs qui constitue le point faible de toutes les observations.

Obs. 109. L'enfant a été vu courant avec les autres. Comme il avait été opéré à 3 mois, ce fait qu'on l'a vu courir, suppose qu'il a été suivi quelques années.

Obs. 106. Revu 2 ans après, la tumeur avait le volume d'une noisette, la paraplégie était presque guérie.

Un malade de Velpeau opéré à 11 mois a été revu par ce chirurgien à l'âge de 6 ans (Soc. chir., 5 octobre 1859).

Enfin, Langenbeck (6e congrès des chirurgiens allemands. *Gaz. hebd.*, 1877) présente un enfant traité 2 ans auparavant par l'injection iodée. L'enfant est complètement guéri et on aperçoit aujourd'hui seulement une dépression cicatricielle au niveau de la 1re vertèbre sacrée.

Le nombre des injections a varié de 1 à 15 et la durée du traitement de quelques semaines à 10 mois.

2 méthodes opératoires ont été employées (Debout, *Rev. chir.*, 1860).

« L'une adoptée par Brainard n'est autre que le procédé préconisé par « Teissier, de Lyon, dans les cas réfractaires d'hydropisie péritonéale. « Au lieu de vider complètement la cavité abdominale on évacue seu- « lement une certaine quantité de sérosité et on la remplace par une « solution iodée.

« Dans l'autre, Velpeau évacue toute la sérosité et pratique l'injec- « tion. »

Tel est le bilan de l'injection Brainard-Velpeau ; voyons maintenant celui de l'injection de Morton.

Injection de Morton

Succès.

A. — *Cas dans lesquels la tumeur était recouverte de peau normale.*

Obs. 130. — Morton. *Brit. med.*, 1872. — Garçon, 2 mois ; tumeur lombaire du volume d'une orange, 2 ponctions, 2 injections.

Obs. 131. — Morton. *Brit. med.*, 1872. — Tumeur lombaire du volume d'une orange, plusieurs stries à la surface cutanée, une injection.

Obs. 132. — Morton. *Brit. med.*, 1874. — 7 semaines ; tumeur dorsale du volume d'une pêche, 2 injections, guérison le 20e jour.

Obs. 133. — Rass Watt. *Brit. med.*, 1874. — Fille, 3 ans, faiblesse des ambes, incontinence d'urine et des matières fécales. Tumeur sacrée 30 centim. de circonférence. Pédiculée, réductible, 2 ponctions, la poche se remplit, 3 injections. Guérison.

Obs. 134. — Angus. *Brit. med.*, 1875. — Garcon, tumeur lombaire du volume d'une pêche, 2 ponctions, 2 injections.

Obs. 135. — Ewart. *Liverpool and Manchester med. surg. rep.* — Tumeur lombaire molle, liquide, légèrement albumineuse, 4 injections. Mort 3 mois 1/2 après d'hydrocéphalie développée juste avant la mort.

Obs. 136. — Davis. *Lancet*, 1877. — Fille 6 mois et 1/2, tumeur lombaire de 20 centim. de circonférence, hydrocéphalie, double pied bot varus, 3 injections; guérison du spina-bifida. Mort 10 jours après d'hydrocéphalie.

Obs. 137. — St-George. *Brit. med.*, 1877, II. — 14 jours; tumeur située au bas du dos, une injection, guérison. Mort consécutive de bronchite le 11 octobre. L'injection avait été pratiquée le 6 septembre. Il y avait eu quelques convulsions du 7 au 26 septembre.

Obs. 138. — Pearce Gould. *Lancet*, 1878. — Garçon, 18 mois, tumeur lombo-sacrée, 4 injections.

Obs. 139. — Baker. *Lancet*, 1878. — 5 mois, bien portant à tous autres points de vue. Pas de paralysie, le sac avait des parois minces et bleuâtres, 2 injections. Après la première injection, incontinence d'urine. Après la deuxième, épaississement du sac, 2 ou 3 semaines après, perte de la motilité et de la sensibilité dans les extrémités inférieures ayant persisté.

Obs. 140. — Thompson. *Brit. med.*, 1878. — Garçon de 6 jours, tumeur lombaire. Paralysie du sphincter anal.

Obs. 141. — Pearce Gould. *Med. Times and Gaz.*, 1878. — 18 mois, tumeur lombo-sacrée du volume du poing, réductible, 4 injections.

Obs. 142. — Watt. *Edinburgh med. journ.*, 1880. — Garçon, 3 semaines. Tumeur grosse comme une mandarine, peau nævoïde. Ponction et deux jours après injection, répétée 3 mois plus tard.

Obs. 143. — Paterson. *Glasgow med. journ.*, 1881. — 1 mois. Spina-bifida lombaire gros comme une tête d'enfant, transparent, sauf une petite partie opaque, injection. En 2 jours la tumeur avait repris son ancien volume. La peau s'épaissit graduellement, la tumeur diminua. Au bout de quelques jours elle était réduite à un petit nodule de tissu épaissi et ridé. Revu 3 mois après en bonne santé.

Obs. 144. — P. Gould. *Clinical Soc. trans.*, 1882. — Lombaire, port d'un bandage pendant 5 mois. A 6 mois, tumeur grosse comme une tomate, bilobée, fluctuante, transparente. 2 injections. Guérison en 15 jours; 6 semaines plus tard l'enfant est en bonne santé.

Obs. 145. — Marshall. *Lancet*, 1883. — 6 semaines ; tumeur lombaire 7 cent. 5, paralysie et hydrocéphalie, 4 injections, guérison. Après chaque injection l'enfant pouvait remuer un peu ses jambes et ses pieds. L'hydrocéphalie continua à augmenter.

Obs. 146. — Clutton. *Clin. Soc. trans.*, 1883. — 4 semaines ; tumeur lombaire, petite, parois très minces augmentant par les cris, pas de paralysie, enfant bien portant, une injection. Guérison.

Obs. 147. — Little. *Lancet*, 1883. — 8 semaines, vigoureux. Spina-bifida de la 2e lombaire à la 2e sacrée, pieds bots. 3 ponctions, 2 injections à 7 jours d'intervalle. Guérison.

Obs. 148. — Thomas Smith. *Rapport du comité de Londres*. — 8 semaines. Sac de la dimension d'une demi-orange sur la région sacrée, peau épaisse, pas de paralysie ni de difformité. 2 injections. Guérison. Les 2 injections furent pratiquées à 2 semaines d'intervalle. Pas d'effets immédiats. Plus tard diminution du sac.

Obs. 149. — Morgan. *Lancet*, 1883. — Garçon, 8 mois ; tumeur lombo-sacrée, peau saine. Léger pied bot, 4 injections. Pas de symptômes immédiats après l'injection, le membre inférieur gauche fut paralysé mais guérit.

Obs. 150. — Holmes. *Lancet*, 1883. — Garçon, 5 semaines. Tumeur coccygienne du volume d'une petite orange, une injection. Après ponction d'une partie du liquide on rencontra un autre kyste qui ne se vida pas avec le premier et dans lequel le liquide ne pénétra pas, quelques jours après légère ulcération cutanée. Le 2e kyste suppura 13 semaines après et fut traité comme un abcès ordinaire. L'enfant sortit tout à fait en bonne santé.

Obs. 151. — Thomas Smith. *Lancet*, 1883. — Fille de 3 semaines, tumeur au milieu du dos, paralysie des membres inférieurs marquée surtout à droite. L'enfant a aujourd'hui 9 ans 1/2 (1885). La tumeur mesure 5 × 5c à peu près circulaire, s'élève seulement à 3 cm. au-dessus de la peau environnante. Dans ces deux dernières années l'enfant a marché à peu près sans soutien. L'incontinence d'urine continue.

Obs. 152. — Beatson. *Glasgow med. Jour.*, 1888. — 8 semaines ; tumeur cervicale du volume d'une orange, une injection amène de l'amélioration ; 2e 6 semaines après ; 3e un mois plus tard. A ce moment hydrocéphalie. Revu un an 1/2 après. La situation est satisfaisante. L'enfant paraît intelligent. On employait le chloroforme pour les injections et pendant l'anesthésie on sentait une lacune dans 2 ou 3 arcs vertébraux.

Obs. 153. — Morton. *Lancet*, 1886. — 4 semaines ; lombaire, 3 injections à 13 jours d'intervalle.

Obs. 154. — Morton. *Lancet*, 1886. — 3 semaines ; tumeur sacrée, une injection.

Obs. 155. — *Lancet*, 1886. — Enfant de 10 jours bien constitué. Spina-bifida lombaire. La tumeur est réduite à une petite masse aplatie qui a encore diminué 15 mois après.

B. — *Cas dans lesquels la tumeur n'était pas recouverte de peau saine.*

Obs. 156. — Eate. *Med. Times*, 1875. — Garçon, 8 mois. Tumeur lombaire du volume d'une grosse orange, peau ulcérée au sommet, paraplégie, parésie du sphincter anal, 2 injections. Après l'injection il se produisit un léger écoulement de liquide. L'ulcération guérit, laissant un orifice fistuleux, qui persista 25 jours. 5 semaines après l'opération, la tumeur était devenue dure, la pression inoffensive, la paraplégie semblait s'amender.

Obs. 157. — Ewart. *Liverpool and Manchester med. and surg. journal.* — Tumeur lombaire, surface ulcérée, léger pied bot varus ; 5 injections.

Obs. 158. — Ewart. *Liverpool and Manchester med. and surg. journal.* — Fille. Tumeur lombaire, sac rompu à la naissance, pas de réflexes, une injection. Guérison. L'enfant mourut subitement, 6 semaines après, au milieu de convulsions avec de très petits mouvements dans les jambes.

Obs. 159. — Cormack. *Brit. med.*, 1877. — 4 jours. Tumeur perforée par la sage-femme qui l'avait prise pour les membranes, 3 injections, application d'un tampon pour boucher l'ouverture.

Obs. 160. — Thompson. *Brit. med.*, 1878. — Garçon, 1 mois. Tumeur lombaire, 30 centim. de circonférence, couverte en partie par une membrane rouge, mince et ulcérée, paralysie de l'anus, pas des jambes, pied bot, 3 injections. Guérison. L'anus retrouva sa puissance.

Obs. 161. — Morton. *Med. Press and circular*, 1882. — Fille, 2 semaines ; tumeur lombaire. Peau amincie et légèrement ulcérée, guérison en 15 jours.

Obs. 162. — N. Smith. *Lancet*, 1883. — 2 mois, bien portant, pied bot. Tumeur lombo-sacrée 12 cent. $\times$ 10, sessile, réductible. Peau légèrement ulcérée. Guérison. Mort 2 ans plus tard d'hydrocéphalie apparue 2 mois après l'injection. A l'autopsie, la tumeur est constituée par du tissu cicatriciel très dense. L'orifice de communication est bouché par cette cicatrice. On peut avec difficulté introduire une sonde par un passage tortueux jusque dans la cavité rachidienne. Pas de nerfs.

Obs. 163. — Pith. *Rapp. du comité de Londres.* — 2 mois ; tumeur lombaire, peau à la base, membrane au centre. Paralysie des membres, pied bot, 2 injections, guérison. L'enfant fut très agité 24 heures, la tumeur diminua graduellement. 2° injection 24 jours après, écoulement de pus ; la paralysie ne hangea pas.

Obs. 164. — Ballance. *Rapp. du comité de Londres.* — Lombaire, peau à la périphérie, membrane au centre, pied bot. 2 semaines après la naissance la tumeur était réduite au niveau de la peau; paraplégie complète qui guérit. Pas de convulsions.

Obs. 165. — Godlee. *Rapp. du comité de Londres.* — Garçon, 9 semaines : tumeur située au haut de la région dorsale 5 × 14 cent., peau à la périphérie, membrane au centre, 2 injections pratiquées à l'intervalle de 14 jours. L'enfant fut indisposé quelques jours après la 1re injection. Après la 2e légère paraplégie qui guérit. L'enfant mourut un mois après sa sortie de l'hôpital ayant de légères convulsions.

Obs. 166. — Godlee. *Rapp. du comité de Londres.* — Garçon, 6 semaines. Spina-bifida lombo-sacré, peau à la périphérie, membrane au centre. 2 injections, la tumeur diminua peu à peu.

Obs. 167. — Morgan. *Rapp. du comité de Londres.* — Tumeur lombo-sacrée en grande partie converte de peau. 2 injections sans résultat; après la 3e, il y eut rétention d'urine partielle et cystite qui guérirent. Le sac diminua partiellement. Guérison après la 4e.

Obs. 168. — Thompson. *Rapp. du comité de Londres.* — Garçon, 3 semaines; tumeur lombo-sacrée du volume d'une orange, peau à la périphérie, membrane au centre. Ponction, puis 3 jours après, injection et collodion. Un peu de peau plissée est tout ce qui reste. Léger collapsus après l'injection qui passa bientôt sous l'influence de stimulants.

Obs. 169. — Rawdon. *Rapp. du comité de Londres.* — Fille, 6 semaines. Tumeur sacrée, peau épaisse autour de la base, membraneuse ailleurs, paraplégie; 2 injections. Un an après, l'enfant était bien portant, la paraplégie n'avait pas changé.

Obs. 170. — Parker. *Rapp. du comité de Londres.* — Fille, 5 semaines; tumeur lombo-sacrée du volume d'une orange, peau à la périphérie, membrane au centre, ulcération du sommet. Pied bot, paralysie des membres et des sphincters. 2 injections. Le sac se gonfla et devint solide; hydrocéphalie qui ne prit pas un grand développement. La paralysie n'a pas changé. L'enfant est encore bien portant à tous autres points de vue.

Obs. 171. — Parker. *Rapp. du comité de Londres.* — Garçon, 6 semaines. Tumeur sacrée, peau à la périphérie, membrane au centre, légère ulcération au sommet du sac. 2 injections. L'injection ne produisit pas d'effet immédiat. Le sac augmenta graduellement, mais il diminua ensuite et en fin de compte il ne resta qu'un peu de peau plissée. L'enfant était bien un an après.

Obs. 172. — Parker. *Rapp. du comité de Londres.* — Tumeur lombo-sacrée, peau à la périphérie, membrane au centre, en forme de cœur; 4 injections, les 3 premières pratiquées dans l'espace d'un mois n'amenèrent aucun résultat. La 4e fut suivie d'élévation de température, un léger écoulement spontané eut lieu. Sans beaucoup diminuer la tumeur devint solide. Après la 4e injection l'enfant tomba dans le collapsus mais revint sous l'influence de stimulants. L'enfant sortit de l'hôpital avec sa tumeur très réduite. Un mois après il fut trouvé mort dans son lit, probablement étouffé.

Obs. 173. — Little. — Fille, 3 semaines, chétive, pieds bots, tumeur lombaire volumineuse, sessile, réductible, peau légèrement ulcérée, une injection, guérison au bout de 3 jours.

Obs. 174. — Bishop. *Lancet*, 1885. — 14 jours, double pied bot. Tumeur occupant de la 2e à la 4e vertèbre lombaire, sessile, irréductible, du volume d'une orange, paraplégie. Les sutures crâniennes sont largement ouvertes. Injection rectale de bromure de potassium, injection de liquide de Morton. Pâleur, petitesse de la respiration et du pouls durant une heure, eau-de-vie, excitation cutanée, compression avec une plaque de plomb. La tumeur est réduite aux 2/3 du volume primitif ; 2e injection, guérison complète. Amélioration du pied bot et de l'hydrocéphalie.

Bishop se demande si ces phénomènes de dépression ne sont pas dus au bromure de potassium, aussi n'a-t-il pas fait d'injection dans un autre cas que nous verrons plus loin et dans lequel il a eu un décès ; il reprendra cette pratique.

Obs. 175. — Lycet. *Lancet*, 1886. — Montre une fille, âgée de 6 ans. A la naissance elle avait un spina-bifida à la partie supérieure du sacrum, sessile, tendu, du volume d'une orange, ulcéré. A 6 semaines, ponction et injection de Morton, deuxième injection une semaine après amenant l'oblitération du sac. En même temps perte de la sensibilité et de la motilité dans les jambes, incontinence des matières et d'urine, paraplégie permanente, hydrocéphalie qui augmente jusqu'à 3 ans.

Obs. 176. — Southam. *Brit. med.*, 1886. — Garçon, 4 semaines, tumeur située à la partie supérieure du sacrum, grosse comme une orange, très tendue, peau mince commençant à s'ulcérer, légère hydrocéphalie, tendance aux pieds bots, pas de paralysie, 2 ponctions et injections ; 11 mois après l'injection, il reste une masse de peau ridée épaissie. L'hydrocéphalie après avoir eu tendance à augmenter disparaît maintenant.

Obs. 176 *bis*. — Cousins. *Brit. med.*, 1886. *Gaz. hebd.*, 1886. — 10 semaines, tumeur au milieu de la région cervicale du volume d'une petite orange, peau saine sauf au sommet. Injection à la base de la tumeur. Six semaines après elle était réduite aux dimensions d'une petite bille.

Décès.

A. — *Cas dans lesquels la tumeur était recouverte de peau.*

Obs. 177. — Burton. *Brit. med.*, 1875. — Tumeur lombaire, paraplégie, pieds bots, 2 injections, convulsions, rigidité des bras et des mains.

Obs. 178. — Lang. *Brit. med.*, 1876. — 15 mois. Tumeur sacrée, pied bot, fistule qui se ferme, injection. L'enfant devient pâle, pouls petit; mort le lendemain.

Obs. 179. — Davis. *Lancet*, 1879. — Nouveau-né, pied bot varus double, hydrocéphalie, une injection. Mort.

Obs. 180. — Watt. *Edimb. med. j.*, 1880. — 3 semaines. Tumeur cervicale du volume d'une orange. Sessile, réductible, mince et pâle, une injection. Récidive, hydrocéphalie. Mort.

Obs. 181. — Howard Marsh. *Lancet*, 1882. — 4 mois, tumeur petite; peau saine, injection, collapsus, mort immédiate.

Obs. 182. — Bennet. *Lancet*, 1882. — A eu un cas semblable, mort subite après l'injection.

Obs. 183. — Enfant de 10 jours misérable et se nourrissant mal. Tumeur située sur la 3e vertèbre dorsale très tendue, ulcérée sur les 2/3 de sa surface, injection. Mort au bout de 3 jours.

Obs. 184. — Pearce Gould. *Rapp. com. Londres.* — Tumeur sacrée, sac mince, pied bot, 2 injections, méningite suppurée.

Obs. 185. — Thomas Smith. *Rapp. com. Londres.* — Gros sac transparent dans la région coccygienne. Paralysie des extrémités inférieures, pied bot, 3 injections. Pas de mauvais résultats aux deux premières injections pratiquées à un intervalle d'un mois. A la 3e l'enfant devint bleu et respirait avec difficulté; mort dans le coma quelques heures après.

L'autopsie montra un kyste coccygien presque oblitéré situé sur un spina-bifida mais sans relation avec. La membrane qui revêtait ce dernier était tachée d'iode.

Obs. 186. — Callender. *Rapp. com. Londres.* — Paraplégie, une injection, collapsus, le lendemain de l'injection, 5 jours après l'enfant avait repris des forces, la tumeur diminuait; le 8e jour ulcération du sac et mort sans méningite.

Obs. 187. — Thomas Smith. *Rapp. com. Londres.* — Garçon 7 semaines, gros sac lombo-sacré augmentant rapidement. Suintement de liquide, deux injections. Pas de convulsions. L'enfant mourut avec une forte fièvre 21 jours après la première injection. Paralysie complète des extrémités supérieures.

Obs. 188. — Morgan. *Rapport com. Londres.* — Spina-bifida au milieu du dos, une injection, mort.

Obs. 189. — Morgan. *Rapport com. Londres.* — Lombaire, ayant la forme d'un cœur, une injection, mort.

Obs. 190. — Morgan. *Rapport com. Londres.* — Lombo-sacré, à gauche de la ligne médiane. Paraplégie, une injection.

Obs. 191. — Parker. *Rapport com. Londres.* — Tumeur lombo-sacrée du volume d'une petite orange, pas de paralysie, le sac augmente rapidement, une injection, pas d'effet immédiat ; l'enfant mourut un mois après de diarrhée.

Obs. 192. — Southam. *Brit. med.*, 1886. — Garçon 8 semaines ; tumeur à la partie supérieure du sacrum grosse comme une orange, très tendue, peau mince. 2 ponctions et injections, inflammation de la tumeur, issue du liquide. Mort, convulsions.

B. — *Cas dans lesquels la tumeur n'était pas recouverte de peau saine.*

Obs. 193. — Berry. — Fille, 6 semaines. Tumeur située au bas de la région dorsale, du volume d'une orange, sac mince et membraneux ayant doublé de volume depuis la naissance. Hydrocéphalie, une injection, tumeur gonflée, base solidifiée. Mort le 20e jour.

Obs. 194. — Cormack. *Brit. med.*, 1877. — Tumeur lombo sacrée, sac membraneux, 2 injections le 2e et le 14e jour. Mort une 1/2 heure après la 2e injection. A l'autopsie il ne restait qu'une petite cavité non oblitérée pleine de sang veineux venant du rachis ; cause de la mort, shock et hémorrhagie. La queue de cheval était dans le sac.

Obs. 195. — Berry. *Brit. med.*, 1881. — Fille, cinq mois. Tumeur dorsale du volume d'une petite orange en partie couverte par une membrane mince et transparente, paraplégie complète. Injection. Écoulement de liquide ayant duré 6 jours. Mort le 7e.
Cet insuccès, ajoute Berry, ne doit pas être imputé à la méthode, mais à l'opérateur qui n'a pas assuré d'une façon suffisante l'occlusion de l'orifice de ponction.

Obs. 196. — Clutton. *Clin. Soc. trans.* Lond., 1883. — Tumeur lombaire, surface du sac en partie ulcérée, injection, mort subite en faisant l'injection.

Obs. 197. — Roger. *Brit. med.*, 1884. — 6 mois, tumeur lombaire 6 cm. × 8, peau très mince rompue en un point, écoulement de liquide. Mort le 5e jour.

Obs. 198. — Moncorvo. *Rev. mal. de l'Enfance*, 1884. — Enfant faible, hydrocéphalie, légère contracture des membres inférieurs. Tumeur lombo-sacrée. Peau violacée, un peu érodée au sommet, suintement de liquide, injection. Mort au bout de 6 jours.

Obs. 199. — Howard. *Rap. du com. de Londres.* — Tumeur lombaire, peau à la périphérie, membrane au centre, pied bot, paralysie des sphincters, une injection. L'enfant devint tout à coup très pâle et ne se releva jamais du choc. Mort 2 jours après l'opération.

Obs. 200. — Morgan. *Rap. du com. de Londres.* — Tumeur lombo-sacrée, paraplégie, écoulement constant de liquide. Le centre du sac présentait une masse de granulations. Injection. Mort. La tumeur augmente de volume, hydrocéphalie très marquée. Mort à l'âge de 2 ans après 2 convulsions graves.

L'observation dit bien l'âge de la mort, mais ne nous renseigne pas sur le temps qui s'est écoulé entre le décès et l'injection, de sorte qu'on ne peut savoir si la mort est due à l'intervention ou si l'intervention ayant été simplement inutile l'enfant est mort d'hydrocéphalie.

Obs. 201. — Ogle. *Rap. du com. de Londres.* — Garçon, 2 jours. Sacré, peau à la périphérie, membranes au centre, ulcération au sommet du sac, paraplégie, 2 injections. Le sac devient solide et diminue rapidement de volume. Suppuration, convulsions. Mort 2 mois après.

Obs. 202. — Parker. *Rap. du com. de Londres.* — Garçon, 2 semaines. Tumeur lombo-sacrée, peau à la périphérie, membrane au centre. Ulcérations, pied bot. Mort. L'injection ne produisit pas d'effets marqués, la mort résulta de l'affaiblissement général.

Obs. 203. — Parker. *Rap du com. de Londres.* — Fille, 2 jours. Tumeur lombo-sacrée du volume d'une petite orange, peau à la périphérie, membrane au centre, ulcération de la surface. Le jour qui suivit l'injection, l'enfant devint bleu et froid, refusa la nourriture. L'ulcération de la surface du sac augmenta. Mort le 4e jour.

Obs. 204. — Parker. *Rap. du com. de Londres.* — Garçon, 14 jours. Tumeur lombo-sacrée, peau à la périphérie, membrane au centre. Volume d'une petite orange, pied bot. Une injection ne produisit pas d'effets marqués sur le moment. 4 jours après, l'enfant devint très sombre, et mourut le 6e d'épuisement général.

Obs. 205. — Parker. *Rap. du com. de Londres.* — Fille, 2 semaines. Tumeur lombaire du volume d'une orange. Sac membraneux pour la plus grande partie, avec des morceaux de peau déprimés. Pied bot. L'injection ne produit pas d'effets immédiats. L'enfant mourut épuisé.

Obs. 206. — Parker. *Rap. du com. de Londres.* — Tumeur lombaire, peau à la périphérie, membrane au centre, double pied bot, paraplégie. Le liquide retiré par ponction était trouble. Mort de convulsions 36 heures après l'injection.

Obs. 207. — Parker. *Rap. du com. de Londres.* — Tumeur lombo-sacrée du volume d'une petite orange. Peau à la périphérie. Membrane au centre, ulcération au sommet ; pied bot, paraplégie, léger prolapsus du rectum, 5 injections, pas d'effet immédiat ni de changement du sac : l'enfant mourut dans le marasme quelques semaines après l'injection.

Obs. 208. — Parker. *Rap. du com. de Londres.* — Fille, tumeur lombo-sacrée, peau à la périphérie, membrane au centre, légère ulcération au sommet du sac. Pied bot. L'injection ne produit aucun effet appréciable.

OBS. 209. — GOLDING BIRD. *Rap. du com. de Londres.* — Garçon, 6 mois, tumeur lombo-sacrée, peau à la périphérie, membrane au centre. Pied bot. Ponction de 120 gr. de liquide avant l'injection. L'enfant mourut le 3e jour, sans convulsions. A l'autopsie, le sac contenait du liquide séro-purulent, les ventricules latéraux étaient très dilatés.

OBS. 210. — KNAGGS. *Rap. du com. de Londres.* — Fille, 6 mois. Mort précédée de convulsions une semaine après l'injection.

C. — *Insuccès complets ou partiels.*

OBS. 211. — BERRY. *Lancet*, 1876. — Garçon, 3 mois, tumeur lombaire. Hydrocéphalie, 4 injections, après chacune il se faisait un peu d'amélioration. La tumeur fut réduite à 1/4. Mort de marasme 4 mois plus tard.

OBS. 212. — LEOD. *Op surgery.* — Garçon, 1 an, tumeur sacrée du volume d'une tête de fœtus, 8 injections. Rien.

OBS. 213. — WATT. *Edimb. med.*, 1880. — Fille, 3 semaines, tumeur cervicale du volume d'une petite orange, peau mince et livide, hydrocéphalie, 2 ponctions, amélioration ; l'enfant mourut plus tard d'hydrocéphalie. La tumeur augmentait quand on le vit pour la dernière fois.

OBS. 214. — N. SMITH. *Lancet*, 1883. — 2 mois. Tumeur lombo-sacrée de 20 centim. de circonférence à la base, centre du sac ulcéré, jambe droite petite, faible; pied bot. 5 injections, amélioration. La tumeur était réduite à une peau rude, ridée, excepté sur un petit point. Hydrocéphalie au bout de 6 mois, qui causa la mort à 2 ans.

OBS. 215. — WALSHAM. *Rap. du com. de Londres.* — Fille, 9 mois, grand sac transparent contenant évidemment des éléments nerveux. Hydrocéphalie. Injection. Emmenée de l'hôpital par les parents et perdue de vue. Le traitement n'avait rien donné d'appréciable.

OBS. 216. — CLUTTON. *Rap. du com. de Londres.* — Garçon de 11 jours. Tumeur de la région lombaire, peau à la périphérie, membrane au centre. Paralysie des sphincters, ulcération de la surface du sac, très léger pied bot. Une injection, résultat douteux.

OBS. 217. — PITH. *Rap. du com. de Londres.* — Garçon, 3 mois 1/2, tumeur lombaire, peau à la périphérie, membrane au centre, ulcération des parois, suintement, une injection. Guérison partielle. Convulsions, paralysies des membres, de la vessie, du rectum qui guérit. Mort d'hydrocéphalie 1 mois après.

Obs. 218. — Parker. *Rap. du com. de Londres.* — Garçon, 12 ans. Tumeur lombo-sacrée. Une peau bien formée et une épaisse couche de graisse couvraient le sac qui était à peine gros comme le poing. Le sac était placé à gauche de la ligne médiane. Incontinence d'urine, paralysie survenues récemment, 3 injections, rien. La deuxième injection fut suivie d'élévation de température et de céphalalgie frontale qui guérit entièrement. Les autres injections ne produisirent pas d'effet. Après plusieurs mois pas de changement. Plus tard le sac fut ouvert et vidé. L'enfant mourut 3 ou 4 mois après.

L'enfant n'avait souffert qu'à partir de 10 ans. Le sac se mit à augmenter, l'incontinence d'urine apparut graduellement, ainsi que la perte du pouvoir musculaire dans les extrémités inférieures, la perte de la force d'expulsion du rectum. Le sphincter aussi était paralysé, les matières se rassemblaient dans le rectum et pendant la dernière partie de la vie durent être enlevées à la cuiller.

Obs. 219. — Heath. *Rap. du com. de Londres.* — Tumeur lombo-sacrée, hydrocéphalie, une injection, guérison partielle. L'hydrocéphalie continuait à se développer quand il fut présenté au comité. On pensa que le spina-bifida quoique très réduit était seulement en partie guéri.

Sur 91 interventions nous avons 40 guérisons, 34 morts, 9 améliorations. Ces résultats se rapprochent sensiblement de ceux donnés par le comité de Londres qui sur 71 observations relève 35 guérisons, 27 morts, 4 améliorations et 5 cas où il n'y eut aucun effet, mais sont bien inférieurs à ceux donnés par Morton qui le 11 mai 1885 écrivait au comité, quelque temps avant la publication du rapport : « En y comprenant ceux publiés dans « mon petit livre en 1877, je puis rapporter 50 cas traités par ponction « et injection iodo-glycérinée, 41 sont regardés comme des succès par « ceux qui les ont vus, 9 ont été malheureux ; c'est à peu près la propor- « tion notée depuis l'adoption de cette méthode », c'est-à-dire 80 0/0 de succès, comme il le dit plus tard dans *Medical Press and circular* de 1882. Ces résultats sont merveilleux et M. de Saint-Germain déclare qu'il a peine à y croire. D'autres partagent d'ailleurs cet avis, Blake en Amérique (*American journal of obstetric*). Knox a vu plusieurs cas dont un seul a guéri. Il avait demandé à Morton à voir ses 2 ou 3 derniers cas et dans tous la mort eut lieu en 2 ou 3 jours au plus (*Glasgow med. jour.*, 1888, p. 416). Il faut avouer que ces 2 ou 3 derniers cas de Morton ont été exceptionnellement malheureux.

Il y a d'ailleurs quelque chose de beaucoup plus instructif que ces statistiques composées d'éléments ramassés de différents côtés ; ce sont les statistiques personnelles de chirurgiens ayant eu un certain nombre de cas.

Dans le rapport du comité de Londres nous en trouvons deux. Morgan qui arrive avec 6 spina-bifida traités par l'injection de Morton, sur lesquels il a eu 1 guérison, 1 guérison partielle et 4 morts ; et Parker, un des signataires du rapport, qui sur 12 cas a eu un résultat nul, 3 guérisons, 8 morts. Il y a loin de là aux résultats annoncés par Morton, aussi pouvons-nous dire avec M. Kirmisson : « L'auteur dit avoir obtenu par son « procédé jusqu'à 79 0/0 de guérisons, d'autres ont été moins heureux que lui. »

Et pourtant existe-t-il une méthode plus capable de donner des résultats constants, quel que soit le chirurgien qui l'emploie ? Si Morgan, si Parker avaient eu de pareils revers en pratiquant des excisions, on pourrait penser d'eux que ce ne sont pas des chirurgiens assez soigneux pour entreprendre ces opérations qui exigent une asepsie absolue ; mais dans une injection le chirurgien joue un rôle bien effacé ; il se borne à faire une piqûre à la peau et à pousser le piston d'une seringue ; ce n'est pas lui qui agit, mais le liquide injecté dont la composition est constante. Sa véritable intervention consiste à nettoyer la peau et à posséder une seringue propre, ce qui est à la portée de tout le monde. Quant aux détails accessoires, il sont si simples qu'on serait inexcusable de les négliger connaissant l'importance qu'y attachent les partisans de la méthode.

Quoi qu'il en soit, l'injection de Morton donne de bons résultats ; examinons-les maintenant.

Nous avons 34 décès.

16 fois la peau qui recouvre la tumeur était saine. 18 fois elle était ulcérée, mince ou membraneuse.

La mort est due à :

Convulsions : 177, 192, 201, 206, 210.

Méningite suppurée : 184, 192, 201, 209.

L'*hydrocéphalie* est notée 4 fois, 3 fois elle était antérieure à l'injection : obs. 179, 193, 200.

1 fois elle s'est développée après, obs. 180.

1 fois l'enfant meurt de diarrhée un mois après l'injection.

Dans 12 cas la cause n'est pas indiquée : 179, 180, 183, 186, 187, 188, 189, 190, 193, 198, 204, 208.

La mort est attribuée : à *l'affaiblissement général* dans les obs. 202, 205, 207.

A *l'écoulement du liquide* dans 195, 197. Berry insiste sur la nécessité de bien clore l'orifice de ponction.

A *l'hémorrhagie* dans un cas, 194 ; troubles intestinaux, 191.

Nous arrivons maintenant à l'accident le plus redoutable de l'injection, le *collapsus,* d'autant plus à craindre que rien ne peut le faire prévoir. Voici ce qui arrive : au moment où l'on fait l'injection, les battements du cœur deviennent petits, la respiration embarrassée ; d'autres fois l'enfant bleuit ; il succombe immédiatement, ou bien on réussit à le ranimer et il meurt dans les 3 ou 4 jours qui suivent, obs. 178, 181, 182, 185, 196, 199, 203.

Dans presque tous ces cas l'accident eut lieu dès la 1re injection ; dans l'obs. 185 il y eut 3 injections, mais il est facile de voir en lisant l'observation que la 3e seule fut faite dans le spina-bifida, les 2 autres avaient été poussées dans un kyste coccygien sus-jacent et c'est seulement quand celui-ci fut oblitéré que l'aiguille put arriver dans la cavité du spina-bifida.

Dans l'obs. 203 le collapsus eut lieu le lendemain.

Les cas dans lesquels il n'y eut pas de résultat ne présentent rien à noter, sauf le no 212, auquel on fit 8 injections ; c'est, croyons-nous, le chiffre le plus élevé.

Arrivons maintenant aux succès. Une 1re chose frappe, la quantité de cas dans lesquels la tumeur était recouverte de peau ulcérée ou mince et membraneuse, c'est-à-dire de cas défavorables. Voilà certainement des enfants qui doivent la vie à l'intervention car leur spina-bifida se serait probablement ouvert au dehors entraînant la terminaisou fatale, et si on a vu quelquefois la guérison spontanée se produire par ce procédé, il serait aussi peu chirurgical de l'espérer que de compter sur la guérison d'un étranglement herniaire par la formation d'un anus contre nature

La guérison a eu lieu sans aucun incident dans 25 cas.

On a pratiqué de 1 à 5 injections.

L'*hydrocéphalie* s'est rencontrée 9 fois. Elle était antérieure à l'intervention dans 145, 136, 174, 176.

Elle s'est montrée après l'injection dans les observations 135, 152, 162, 170, 175.

La *paraplégie* complète ou non ou limitée aux sphincters s'est rencontrée avant l'opération 10 fois.

Elle est restée stationnaire dans les cas 140, 145, 133, 169, 170, 174.

Elle a guéri ou s'est améliorée dans 151, 156, 160.

Consécutivement à l'injection 6 fois, elle est restée stationnaire dans les obs. 139, 175.

Elle a guéri, 149, 164, 165.

Comme autres accidents nous rencontrons, obs. 137, *convulsions* ; 150, *suppuration ;* 168, 172, *collapsus.*

Sont morts après guérison de leur umeur :

135, 136, hydrocéphalie ; 162 aussi ; mais au bout de 2 ans ; 137 de bronchite, 172 étouffé ; 158 ; 165 de convulsions au bout d'un mois.

Ont été revus assez longtemps après leur sortie de l'hôpital :

151, sa paraplégie s'améliorait, 9 ans après l'opération.

155, 15 mois après.

169, un an après, paraplégique.

175, quelques années après hydrocéphale et paraplégique.

176, 11 mois après, hydrocéphalie stationnaire.

171, un an après va bien.

Par un malheureux hasard 3 sur 6 des malades suivis sont des paraplégiques. Il serait bien injuste de tirer de là une conclusion quelconque. Paraplégiques ils étaient à leur sortie, paraplégiques il sont restés, mais il n'y a pas de raison pour que ceux qui ont guéri complètement aient eu des accidents plus tard.

Comment guérissent les spina-bifida injectés, 3 autopsies peuvent nous renseigner à cet égard : 2 sont à la suite des observ. 162, 194 ; la 3e, celle de l'enfant n° 164, est rapportée dans *St Thomas hospital report*, 1884.

De ces autopsies découle la conclusion suivante :

Le spina-bifida guérit par transformation du sac en tissu fibreux et cette transformation semble s'opérer de la profondeur du sac vers l'orifice de communication, celui-ci persistant le dernier et pouvant même rester incomplètement oblitéré alors que tout fait croire à une guérison complète, mais l'injection n'a pas pour effet de déterminer des adhérences du collet et de transformer le spina-bifida en kyste indépendant de la cavité rachidienne.

Autopsie du n° 164. — Au dehors existe une dépression profonde, plissée, au centre du sac sur lequel la peau est plus douce et plus luisante qu'alentour. Le sac est représenté par une masse de tissu conjonctif limité en avant par la dure-mère. La moelle traverse la partie la plus basse. On voit des sections de racines nerveuses se dirigeant vers les trous de congugaison.

Cette autopsie explique bien les symptômes de paralysie transitoire ou permanente observés. Au début épanchement, gonflement inflammatoire comprimant les nerfs, plus tard quand les phénomènes inflammatoires s'amendent la conductibilité nerveuse reparaît ou les nerfs enserrés dans le tissu fibreux alors organisé en véritable tissu de cicatrice perdent leurs propriétés, comme le radial englobé dans un cal de l'humérus.

Quant au mode d'oblitération du sac, on voit, obs. 162, qu'on pouvait introduire une sonde par un passage tortueux jusque dans la cavité rachidienne, et obs. 194 il ne restait qu'une petite cavité non oblitérée pleine de sang veineux venant du rachis, c'est-à-dire que la communication entre le spina-bifida incomplètement oblitéré et la cavité rachidienne persista jusqu'à la fin. [Cette considération n'est pas dénuée d'importance. Si on l'admet on comprendra qu'à moins de pratiquer une ponction puis une compression énergique sur l'orifice de communication, d'évacuer l'injection après l'avoir laissée quelque temps dans le sac, ce que l'on ne fait ordinairement pas, ce serait se bercer d'illusions que d'espérer localiser l'action de l'injection à la cavité du sac. L'injection dans la grande majorité des cas pénètre dans le canal rachidien et ce qui peut confirmer encore cette opinion c'est la fréquence assez grande des paraplégies consécutives à l'injection. Tout à l'heure nous parlions de la compression des nerfs du sac, nous serions beaucoup plus tenté de dire la compression de la moelle et de la queue de cheval. On verra plus loin que dans un grand nombre de cas on a excisé impunément des sacs renfermant des éléments nerveux ; on ne comprend pas que la compression inflammatoire de ces éléments nerveux cause des paralysies quand leur incision est inoffensive. Dans ces paraplégies consécutives à l'injection ce doit être la moelle elle-même ou la queue de cheval qui se trouve comprimée dans le canal rachidien par des brides inflammatoires produites en ce point. Une pareille lésion n'est pas au-dessus des ressources de la chirurgie ; nous verrons obs. 323 une intervention heureuse dans un cas de ce genre,

Cette notion au lieu de diminuer le champ de l'injection de Morton est plutôt faite pour l'étendre aux cas dans lesquels l'orifice de communication est large. Puisque l'injection doit finir par pénétrer dans la cavité rachidienne, qu'importe qu'elle y arrive au bout d'une minute ou d'une heure ? En effet, nous voyons, obs. 147, 174, des succès dans des cas où l'orifice de communication était très large.

L'injection de Morton offre la composition suivante :

Teinture d'iode	0,50
Iodure de potassium	1,50
Glycérine	30

Ce qui la différencie de l'injection Brainard-Velpeau, c'est la substitution de la glycérine à l'eau et la faible contenance en iode de l'injection.

1° *Substitution de la glycérine à l'eau.*

P. Gould dit qu'en jetant un peu de la solution iodo-glycérinée sur une petite quantité de liquide cérébro-spinal placé dans un verre, la solution tombe au fond du vase et ne se mêle point au liquide. P. Gould est d'avis que la même chose doit avoir lieu quand on injecte la tumeur. La solution glycérinée est moins diffusible que la solution aqueuse. C'est possible, mais cela ne l'empêche pas de pénétrer dans la cavité rachidienne et si elle n'est pas promptement enkystée, au lieu de se mêler au liquide cérébro-spinal et de se diluer, elle doit se déplacer lors des mouvements imprimés à l'enfant sous l'influence de la pesanteur comme une goutte de mercure dans un tube rempli d'eau qu'on retourne.

2° *Faible proportion d'iode.*

Brainard-Velpeau emploie l'iode à 1/2 1/4, Morton à 1/60. Avec la première méthode sur 9 décès nous en avons 8 avec convulsions. Dans l'injection de Morton la proportion des convulsions est moindre, mais avant Morton Debout avait proposé d'employer une solution à 1/10 et quelques gouttes seulement ce qui ramène la quantité d'iode injecté à peu près au même taux que dans l'injection de Morton.

Dans la méthode de Morton, avant de faire l'injection on retire environ la moitié du liquide contenu dans la poche, procédé de Brainard.

D'ailleurs, si nous nous en rapportons aux statistiques et c'est le seul moyen que nous puissions avoir de juger la question, les résultats de l'injection de Morton ne paraissent pas supérieurs à ceux de Brainard-Velpeau.

Le principal mérite de l'injection de Morton, et il est grand, nous semble être d'avoir vulgarisé une méthode employée trop timidement et dissipé les craintes bien légitimes d'ailleurs qu'on pouvait encore avoir après les succès de Velpeau et Brainard.

Quant à la méthode opératoire, la voici telle qu'elle est décrite par Moncorvo (*Revue des maladies de l'enfance*, 1884) :

1° Ponction avec un trocart de calibre propre à permettre la pénétration facile à travers la canule d'un liquide aussi dense que la glycérine. Le point d'élection doit se trouver un peu en dehors de la ligne médiane et le plus près possible du sommet de la tumeur, de façon à épargner la moelle qui se trouve au centre de la poche et à rendre plus facile l'oblitération de l'orifice de la ponction par lequel peuvent se produire des pertes abondantes de liquide céphalo-rachidien.

Le comité de Londres recommande au contraire de pratiquer la ponction à la base à travers la peau saine pour éviter la moelle et l'écoulement du liquide céphalo-rachidien.

2° Une fois la ponction pratiquée on laisse s'écouler environ la moitié du liquide contenu dans l'intérieur de la poche, on y fait ensuite pénétrer le liquide de l'injection dont la quantité doit varier entre 2 et 8 gr.

3° Au moment d'enlever la canule, on doit prendre entre le pouce et l'index l'orifice de la fistule artificielle et mettre de suite à ce niveau plusieurs couches de collodion.

Cette injection se fait sans chloroforme, on l'a employé dans obs. 152. Dans le but d'éviter les convulsions, Bishop avait donné une fois un lavement de bromure de potassium, obs. 174.

Les mêmes règles peuvent s'appliquer à l'injection d'iode ordinaire. C'est elle que nous aurions tendance à préférer en employant le procédé de Debout, 5 à 15 gouttes d'une solution au 10e ou de Vogt, solution au 60e. Il doit être aussi efficace que l'injection de Morton, moins dangereux peut-être que celui de Velpeau-Brainard et possède sur l'injection de Morton le grand avantage de pouvoir se faire avec une seringue de Pravaz ne faisant qu'une piqûre insignifiante qui se ferme seule tandis que pour la solution iodo-glycérinée, il faut un trocart laissant un orifice plus difficile à occlure, et tous ceux qui font des injections insistent sur la nécessité d'une occlusion parfaite, condition indispensable du succès.

En somme, l'injection d'iode est une excellente méthode donnant des succès dans des cas désespérés et par sa simplicité offrant le grand avantage de pouvoir être pratiquée partout et par n'importe qui.

Il nous reste à examiner ses indications et ses contre-indications. C'est ce que nous ferons en la comparant avec l'excision.

CHAPITRE IV

Ablation.

Pour enlever la tumeur constituée par le spina-bifina on a utilisé tous les procédés connus : bistouri, galvanocautère, thermocautère, tout a été mis en œuvre. Nous pourrions réunir nos observations dans des chapîtres différents selon qu'on a employé l'un ou l'autre de ces moyens d'exérèse. Certes il n'est pas indifférent de se servir du bistouri avec lequel on aura une réunion par première intention et une guérison plus prompte, mais c'est là un détail d'une importance secondaire. Un point domine toute la thérapeutique opératoire du spina-bifida : c'est la question de savoir s'il y a ou non des éléments nerveux dans le sac, et il n'y a qu'un moyen de s'en assurer, ouvrir le sac et voir ce qu'il y a dedans.

Deux raisons pourraient être invoquées contre l'ouverture du sac :

1° L'entrée de l'air qui inspirait aux anciens chirurgiens une si grande terreur ; aujourd'hui nous savons à quoi nous en tenir là-dessus et Lister lui-même au dernier congrès de chirurgie de Berlin, a désavoué une partie de ses anciennes doctrines ; 2° la crainte d'une syncope par écoulement trop rapide du liquide céphalo-rachidien. Cette crainte n'est pas chimérique, mais les exemples de syncopes dans ces conditions sont rares. Comme compensation à ces inconvénients, on a la possibilité de respecter les nerfs ou la moelle même, quand on les trouve dans le sac. Quoique dans les observations on trouve souvent qu'on a réséqué des nerfs plus ou moins gros sans préjudice pour l'opéré, c'est là une question encore trop obscure pour qu'un chirurgien s'expose à causer une paraplégie qu'il eût peut-être pu éviter.

Nous diviserons donc les méthode d'ablation en :

Méthodes dans lesquelles on ne sait pas ce qu'on fait : ligature ou excision sans ouverture préalable du sac.

Méthodes dans lesquelles on sait à peu près ce qu'on fait ; nous expliquerons plus tard ce mot à peu près. Excision après ouverture exploratrice du sac.

I. — MÉTHODES AVEUGLES

Ligature. Compression.

La ligature et la compression ont été employées de toutes les façons et dans tous les buts.

Tantôt pour accoler les surfaces séreuses et amener leur adhérence.

Tantôt comme procédé devant amener la guérison à lui seul par sphacèle de la tumeur.

Tantôt comme opération préliminaire à l'excision (1).

On a employé la compression longitudinale par des tiges rigides placées sur les côtés de la tumeur et serrées plus ou moins, par des pinces, la ligature sus ou sous-cutanée, une sorte de ligature analogue à celle qui se fait dans les pédicules d'ovariotomie.

La soie, le caoutchouc ont été mis en usage.

La ligature préconisée par Bellet Forestus a été employée pour la première fois par Orth. Mort.

Trowbridge l'a tentée plusieurs fois sans succès, il a réussi cependant 2 fois en 1827. Lathil de Thimecourt a été témoin d'un cas de guérison obtenu par une mère. Cette femme,dont l'enfant était affectée d'hydrorachis, vida la tumeur par une piqûre d'aiguille. Il en sortit un liquide transparent. Voyant qu'elle s'était remplie elle lia la base de la tumeur et l'enfant guérit. L'hydrorachis siégeait dans la région lombo-sacrée. Th. Guibbaud.

Reynard, 1840, a éu un succès en plaçant sur les côtés de la tumeur deux tuyaux de plume qu'il serra avec un fil. *Bull. chir.*, 1846.

Tavignot emploie avec succès des pinces analogues à l'entératome de Dupuytren.

Obs. 220. — Lathil de Thimecourt. *Gaz. méd.*, 1845.— 2 mois, tumeur lombo-sacrée du volume d'une tête de fœtus, pédicule de 5 centim. de hauteur, pied bot, paralysie jambe gauche.

(1) On a rangé sous la rubrique excision des opérations pratiquées de la façon suivante : incision de la peau, dissection, ligature du pédicule et excision du sac. Ce ne sont pas là des excisions mais des ligatures. L'excision n'est qu'un temps complémentaire qu'on peut pratiquer immédiatement ou plus tard quand les tissus commencent à se sphacéler, mais le temps principal est la ligature et ce qui différencie ces opérations des véritables excisions c'est qu'à aucun moment le canal vertébral n'est ouvert.

Sous le nom d'excision nous rapporterons seulement les bservations dans lesquelles la suture ou la ligature suit l'excision du sac.

20 janvier. Tumeur comprise entre deux baguettes amenées d'abord au simple contact; ponction. A mesure que le liquide s'écoule on rapproche les baguettes qui sont fortement serrées, puis incision de la tumeur d'un coup de bistouri, elle est laissée vide et flasque en dehors de cette ligature.

Le 27. La mortification étant à peu près complète, on essaie d'enlever les baguettes, jet de liquide.

1er février. Section du pédicule au-dessous des baguettes. Guérison.

Beaumier fait la ligature sur l'eschare produite par de la pâte de Vienne mise circulairement à la base de la tumeur ; adhérence plus rapide des feuillets, succès. *Bull. thérap.*, 1846.

Dubois, *id.*, emploie deux petites lamelles de fer percées de plusieurs jours, les rapproche au moyen de fils placés à leurs deux extrémités passe à travers les jours deux épingles ; mort le lendemain d'une méningite suppurée.

Obs. 221. — Moulia. *Gaz. méd.*, p. 376. — Tumeur, deuxième lombaire, pédiculée, place le pédicule entre deux petits cylindres médiocrement serrés à chaque bout. Le lendemain il serre davantage. Le 4e jour la tumeur devenue livide est détachée d'un coup de bistouri. Guérison.

Obs. 222. — Berardi. Th. Guibbaud. — Spina-bifida sacré descendant jusqu'au tiers inférieur des jambes. Ponction, compression du pédicule par une bougie en cire dont Berardi tordait les deux bouts. Excision, succès.

Ligature simple.

Obs. 223. — Erichsen, 1852. *Rapp. com. de Londres.* — Tumeur lombaire du volume d'une grenade. Une double ligature fut appliquée. L'enfant alla bien pendant quelques jours et mourut.

Obs. 224.— Schindler, 1853. *Rapp. com. de Londres.*— Fille de 2 ans. Tumeur sacrée du volume d'un œuf, intelligence faible, 3 ponctions et 3 injections d'iode sans bénéfice. Ligature, 2 gros nerfs passaient à travers le sac. Pas de symptômes nerveux. Guérison.

Obs. 225.— James Paget. *Ligature sous-cutanée. Med. Times*, 1858. — Fille de 4 mois. Tumeur lombaire de la dimension de la tête. Léger pied bot. La pression exercée sur la tumeur faisait bomber la fontanelle. Chloroforme. Une double ligature de soie forte fut passée sous la peau autour de la tumeur, les bouts amenés au milieu dans la partie supérieure. Ils furent serrés lâchement attachés à une bande élastique, et le dernier tendu au moyen d'un bandage passé autour de la poitrine. On espérait que la bande élastique attirerait graduellement la ligature, et ferait une section de la base ou du collet de la tumeur. Suintement d'une petite quantité de liquide, pas de convulsions, mort le 8e jour. Pas d'inflammation. Un sac des dimensions d'une orange s'ouvrait par un petit orifice, dans un 2e des dimensions d'une noix qui était croisé par les nerfs et communiquait largement avec le canal rachidien.

Obs. 226. — Erichsen. *Med. Times*, 1858. — 6 semaines. Tumeur lombaire du volume d'une petite orange avec un pédicule des dimensions du doigt ne diminuant pas par la pression ; ligature par un double fil de soie passé à travers le pédicule. L'enfant alla bien jusqu'au 8e jour, mais mourut le 15e.

Obs. 227. — Wilson. *Med. Times*, 1858. — Garçon de quelques jours. Tumeur lombaire du volume d'une petite orange, pédicule de 2 cent. 1/2 de diamètre, membranes très minces. Un peu de paralysie.

Ligature peu serrée. Chaque jour on ajoute une nouvelle ligature et on pratique une ponction. Chute le 18e jour après la 1re ligature. L'enfant était bien 3 mois après l'opération.

Obs. 228. — Sidebottam. *Lancet*, 1869. — Garçon, 2 jours. Tumeur lombaire du volume d'une orange, un fil de soie fut passé à travers le collet de la tumeur et serré légèrement. 3 autres ligatures furent appliquées ensuite ; des convulsions cloniques se montrèrent après la 2e ligature et durèrent plusieurs heures. Le sac se détacha en 3 semaines. La plaie fut tôt cicatrisée. Paralysie partielle des membres inférieures qui disparut à la fin du 3e mois. A 3 ans, l'enfant très vigoureux courait avec les autres.

Obs. 228 *bis*. — Sayre. *Boston medical*, 1880. — Enfant de 7 ou 8 ans, grosse tumeur de la région lombaire. Je passai à travers son centre un double fil solide, un des bouts étreignit la moitié de la tumeur, l'autre bout l'autre moitié et je serrai. Pas de symptômes défavorables du côté du système nerveux. Un faisceau de gros nerfs fut trouvé dans la tumeur. Il y a environ 7 ans, cette malade vint m'apporter un enfant qu'elle avait eu pour me faire examiner son dos. Il avait aussi un spina-bifida.

Ce qu'il y a de plus singulier, c'est que Sayre, après ce beau résultat qui eût dû l'encourager, ait traité l'enfant par la compression.

Ligature suivie d'excision.

Obs. 229. — Page. *Arch. méd.*, 1849. — Fille de 21 mois, tumeur lombaire sphéroïdale, 16 cent. de circonférence, fluctuante, réductible, accidents à la pression, augmente par les cris, l'effort ; cordon de caoutchouc autour de la base enlevé le 5e jour. Ulcération qui guérit très lentement. Nouvelle application. Scarlatine intercurrente, deux sétons. Extirpation. Incision elliptique. La peau est disséquée de chaque côté, la tumeur serrée à la base par une forte ligature et excisée aussi près que possible. Les lèvres de la plaie furent rapprochées mais sans suture. Sphacèle des lambeaux cutanés. La ligature tombe le 6e jour. 5 semaines après l'opération cicatrice complète qui, depuis, s'est rétractée et l'écartement des lames vertébrales a diminué en même temps. Pas de nerfs.

Obs. 230. — Moxon. *Lancet*, 1850. — Tumeur lombaire des dimensions d'un petit œuf, base étroite. La base fut transpercée avec une double ligature et serrée, le sac coupé. L'enfant a été vu plus tard courant aux environs de la maison.

Obs. 231. — Hilton. *Lancet*, 1850. — Tumeur lombaire du volume d'un petit fromage de Hollande. Dissection de la peau. Ligature du collet, ablation du sac, écoulement continuel de liquide cérébro-spinal. Mort en une semaine.

Obs. 232. — Nélaton. *Bull. thér.*, LIV. — Enfant de 8 jours, mauvais état général, tumeur lombaire du volume d'un petit œuf, réductible. Ponction et injection. La tumeur perd sa réductibilité. 1 mois 1/2 plus tard, ligature élastique. 3 semaines après excision avec le bistouri. Mort 5 jours après l'opération.

Obs. 233. — Schreiber. *Deutsche Zeitsch.*, 1877. Th. Clément. — Garçon, 4 mois, bien portant. Tumeur sacrée du volume d'une tête d'enfant. Sessile, réductible, orifice de la largeur d'un thaller. Peau normale, petits éléments nerveux. Ligature suivie d'excision. Mort dans la nuit qui suivit l'opération.

Obs. 234. — Joyce. *Brit. med.*, 1881. — Ligature *sous-cutanée* suivie d'excision. Tumeur dorsale pédiculée. Le bout du doigt enfoncé passait à travers un trou de la colonne vertébrale. La tumeur n'était pas uniforme, mais composée d'un petit et d'un gros lobule, et un curieux corps cylindrique d'un rouge éclatant long de 15 millim. partait du point de jonction des deux lobules. Peau livide, fluctuation obscure. Ligature sous-cutanée. Au moment où on la serrait la tumeur devint dure, le 5e jour eschare superficielle, on place le long de la première ligature une 2e fortement serrée. Le 14e jour comme il n'y avait pas de gangrène, je conclus que la tumeur était nourrie par la peau restée saine. Avec des ciseaux j'enlevai toute la tumeur laissant les ligatures intactes. Le 34e jour après la 1re opération la peau était saine. L'enfant a eu une série de convulsions au cours de la 2e semaine, on put craindre une issue fatale, mais à aucun moment il n'y eut de paralysie des membres inférieurs.

Obs. 235. — Kirmisson. *Rev. Soc. chir.*, vol. XII. Th. Clément. — Femme 53 ans, tumeur située dans la région fessière, du volume d'une tête de fœtus, pédiculée, 2 fois ouverture spontanée. Ligature et section du pédicule. Guérison.

Obs. 236. — Stefano Oldoini. *Le Sperimentale*, 1865. Th. Clément. — Enfant bien constitué, tumeur dorso-lombaire pédiculée. L'orifice de communication admet l'extrémité du petit doigt. Peau normale. Ligature métallique suivie d'excision. Guérison.

Obs. 237. — Jessop. *Brit. med.*, 1883. — Montre un enfant de 6 semaines auquel il a, 3 semaines auparavant, fait une opération pour spina-bifida au bas de la région lombaire, transparent, du volume d'une orange de Tanger. Incision enlevant un morceau elliptique du sommet de la tumeur. Dissection des lambeaux. Le collet du sac est lié, ouverture du sac qui est coupé à 1 centim. des méninges.

Obs. 238. — *Ligature sous-cutanée*. Bradford. *Brit. med. and surg.*, 1886. — 5 mois, tumeur au bas de la région cervicale commençant à s'ulcérer, pédiculée, long fil d'argent passé sous la peau autour du pédicule au moyen d'une longue aiguille courbée ayant un œil au bout. En serrant le fil on amena le bout au dehors. Amputation du sac et fermeture au moyen de catgut d'un petit orifice qui restait. Mort de convulsions au bout de 4 jours.

La ligature simple donne 5 succès, 224, 235, 227, 228, 228 *bis*, contre 2 morts, 223, 226.

Elle a été sous-cutanée dans l'obs. 225; après avoir été paralysé pendant 3 mois, l'enfant guérit.

Ont été revus, le n° 225, trois ans après bien portant et le n° 228 *bis* qui devint mère.

La ligature suivie d'excision a été pratiquée 9 fois.

5 guérisons : 230, 234, 235, 336, 237.

4 morts : 231, 232, 233, 238.

Elle a été sous-cutanée dans l'observation 234.

Ligature élastique simple.

Un insuccès. Ball, cité par M. Périer. *Mém. Soc. ch.*

Obs. 239. — Athinson. *Brit. med.*, 1875. — Enfant de 8 semaines, tumeur cervicale globulaire, bleuâtre, fluctuante, du volume d'une balle de tennis, pédiculée, de la grosseur du poing d'un homme, peau amincie, très tendue, n'augmentant pas par l'effort. Transparente. On sent un orifice à travers une ou deux vertèbres. Enfant chétif, fine ligature élastique enroulée 4 fois autour du pédicule, protection de la tumeur avec du coton. L'enfant souffrit la 1re nuit, le lendemain il eut des vomissements. Le 4e jour la tumeur commença à s'ulcérer. La ligature fut en partie déroulée et resserrée. Le 6e jour, séparation du pédicule. Pas de trou visible, pas d'écoulement de liquide. Vraie méningocèle. Guérison rapide.

Obs. 240. — Laroyenne. *Bull. Soc. ch.*, 1875. — 5 mois, bien portant, tumeur dorsale du volume d'une orange. Pédiculée. Diamètre de la base 4 ceut. à 4 cm. 1/2. Il manque 2 arcs vertébraux. 2 épingles en croix passées au travers du pédicule, au-dessous cordon élastique plein de 2 millim. 1/2. Les 2 chefs sont passés dans un anneau de plomb qu'on écrase puis noués par-dessus. Les épingles sont retirées immédiatement. Succès.

Obs. 241. — Mouchet. *Bull. Soc. ch.*, 1876. — Fille faible. Tumeur lombaire 10 cent. 6. Double pied bot varus. Ligature sans ponction préalable. La base est traversée avec 3 longues épingles distantes de 3 cent. Sons chacune on passe un fil élastique médiocrement serré. La tumeur tendait vers la guérison. Le 8e jour l'enfant meurt de troubles gastro-intestinaux dus au biberon.

Obs. 242. — Carlo Colognese. *Bull. delle sc. med.*, 1877. *Gaz. hebd.*, 1878. — Fille, 9 jours. Tumeur au niveau de la 4e dorsale comme une grosse orange pédiculée, molle et fluctuante. Ponction. On entoura 2 fois le pédicule à l'aide d'un tube à drainage en ayant soin de ne pas trop raser la colonne vertébrale pour ne pas trop tirer la peau. Chefs liés avec un fil. Gangrène le 4e jour. La tumeur se détache le 9e en laissant une plaie de bon aspect de forme arrondie de la surface d'une pièce de 5 centimes, avec un enfoncement dans son centre très petit, d'où il ne sortait aucun liquide.

Obs. 243. — Osterloh. *Jahr. der Geself. nat.*, 1878. Th. Clément. — Enfant né au 8e mois, tumeur lombaire rompue au moment de l'accouchement. Pédiculée, ligature élastique après avoir traversé la base avec 2 aiguilles de Carlsbad. Mort le 24e jour à la suite de catarrhe stomacal.

Obs. 244. — Gaetano Scolari. *Ann. univ.*, vol. 249, 1879. Th. Clément. — 6 mois, bien portant, tumeur lombaire, pédiculée. L'orifice admet l'extrémité du petit doigt. Peau normale. Ligature élastique de la tumeur qui tombe le 9e jour. Guérison.

Obs. 245. — Valentinotti. *Il racoglitori med.*, n° 1879. Th. Clément. — Enfant de 10 jours, faible. Tumeur lombaire, pédiculée. Peau normale. Fil élastique, la tumeur tombe le 10e jour. Guérison.

Obs. 246. — Vittorio Covagnis. *Ann. univ.*, 1883. Th. Clément. — Nouveau-né, bien constitué, tumeur lombaire. 8 cent. × 5, biloculaire, non réductible. Ligature élastique. Mort de bronchite.

Obs. 247. — Turretta. *Giorn. di clin. et therap.*, 1884. *Journal de Hayem.* — Petite fille de 3 mois portant depuis sa naissance au niveau des 2 dernières vertèbres cervicales une tumeur de la grosseur d'une petite pomme, soutenue par un pédicule de 3 cent. de circonférence. L'auteur, au milieu des vapeurs antiseptiques ponctionna la tumeur avec un trocart et pratiqua à la base une ligature formée par un double tour d'un lien élastique d'un petit diamètre. Au moment de la constriction, mouvements cloniques. 2e jour, contractures, vomissements, chute de la ligature le 12e jour. Guérison.

Obs. 248. — Valeriani. Th. Guibbaud. — Un cas de spina-bifida guéri par ligature élastique.

Obs. 249. — Vincent Jackson. *Rapport du comité de Londres.* — Fille, 3 ans. Tumeur dorsale des dimensions d'une orange, couverte de peau. Ligature élastique graduellement serrée. Mort le 8e jour de convulsions.

Ligature élastique suivie d'excision.

Obs. 250. — Mouchet. *Bull. Soc. chir.*, 3 mai 1886. — Tumeur sacrée, grosse comme le poing, descendant par-dessus le coccyx jusqu'au creux poplité. Piriforme, grosse extrémité étant au point d'implantation. Peau amincie, transparente dans les 2/3 inférieurs, diminution par la pression sans manifestations douloureuses. Dépression au niveau des premières vertèbres sacrées. Ponction. Le lendemain le liquide s'étant reproduit, ligature au moyen d'un petit anneau de caoutchouc passé le plus près possible de la base.

Le 4e jour. Le fil ayant glissé, 4 points de ligature élastique entrecoupés sont placés un peu au-dessus du sillon et excision de la partie mortifiée.

Au bout de 15 jours la tumeur a disparu et il existe à la place une cicatrice froncée.

Obs. 251. — Baldassare. *Ann. univ.*, 1877. *Jour. thérap.*, 1878, p. 677. — 8 ans, tumeur sacrée assez volumineuse, fluctuante, transparente. On entoure la tumeur d'une ligature élastique. Au bout de 16 jours elle était sphacélée, le pédicule mesurant 1 centim. au lieu de 4. On enleva avec le bistouri les parties mortifiées et au bout de 3 semaines la guérison était complète.

Obs. 252. — Covagnis. *Ann. univ. di med.*, 1878. Th. Guibbaud. — Enfant de 24 mois, tumeur lombaire. Ligature avec un tube de caoutchouc de 4 millim. de diamètre. Après mortification complète des membranes enveloppantes, excision aux ciseaux. Guérison.

Nous avons 11 cas de ligature élastique simple avec 6 guérisons, 5 morts. La mort a eu lieu par troubles gastro-intestinaux dans les obs. 241, 243 ; par bronchite, 246 ; convulsions, 249.

Dans les 3 cas où on a enlevé avec l'instrument tranchant les parties mortifiées on a eu la guérison.

Dans un cas, Dubourg a pratiqué la suture de la base de la tumeur comme temps préliminaire à l'excision.

Obs. 253. — Dubourg. *Gaz. méd.*, 1841. — 8 jours, poche descendant presque sur les talons ; j'eus la pensée d'étreindre la base de la tumeur par un moyen quelconque, d'interrompre la communication entre le canal spinal et la poche anormale ; d'enlever secondairement, si ce résultat était obtenu, cet énorme appendice. Ponction de 1 litre de liquide. La base avait environ 4 pouces de haut en bas. J'étreignis cette base de la manière la plus exacte possible au moyen de la suture enchevillée, me réservant d'en faire l'ablation plus tard. L'enfant mourut au bout de deux jours.

Pinces.

Obs. 254. — Pye. *Brit. med.*, 1881. — 8 semaines, tumeur lombaire un peu à gauche de la ligne médiane, pédicule gros comme le pouce couvert de peau saine, fluctuante, grosse comme une tête de fœtus à terme contenant du tissu solide, transparente en 2 points, sessile, un peu réductible. Pieds bots.

Chloroforme. Clamp de Spencer Wells assez serré pour broyer les tissus au ras du tronc. Excision au bistouri. Le clamp est enlevé le 4e jour. L'eschare s'élimina le 12e ; guérison. Le pied bot persiste. Pas de nerfs.

Obs. 255. — Howson. *Lancet*. London, 1884. — 14 jours. Spina-bifida, du volume d'un œuf de pigeon, siégeant au niveau de la 4e lombaire, recouvert par toute l'épaisseur des téguments, élastique, tendue, le devenant davantage par les cris de l'enfant. 3 injections d'iode qui font diminuer la tumeur. Le clamp reste 24 heures en place. Quand on le retira, l'orifice était oblitéré.

Obs. 256. — Rizzoli. Th. Clément. — 1 mois, bien portant, tumeur cervicale. Le pédicule mesure 10 centim. de circonférence, la tumeur 13. Réductible. On perçoit nettement l'ouverture. La peau est violette, transparente par places. Compression avec les pinces de Rizzoli. Guérison.

Obs. 257. — Brunn. Th. Clément. — Fille de 16 mois, rachitique. Tumeur dorsale du volume d'un œuf de poule, pédiculée, peau amincie et n'existant que dans le quart supérieur de la tumeur. La présence des éléments nerveux est peu probable. Pinces de Hutchinson. Guérison.

Obs. 258. — Rizzoli. *Ann. univ.*, vol. 235. Th. Clément. — Fille de 3 mois bien portante. Tumeur cervicale sessile peu réductible. Orifice très petit. Peau amincie. Pinces de Rizzoli. Guérison. Dans les 3 premières heures la tumeur fortement remplie fut vidée en y faisant des piqûres avec une aiguille.

Obs. 259. — Rizzoli. *Ann. univ.*, vol. 235. Th. Clément. — 3 mois, enfant débile, tumeur cervicale 11 centim. × 8. Pédiculée, normale. Pinces et excision au bout de 24 heures. Guérison.

Obs. 260. — Nicoli. *Ann. univ.*, vol. 235. Th. Clément. — 8 jours, enfant faible, tumeur cervicale, sessile. Peau normale recouverte de poils. Pinces de Rizzoli et excision. Le 6e jour, guérison.

Obs. 261. — Parona. *Ann. univ.*, vol. 235. Th. Clément. — 9 mois, bien constitué, tumeur cervicale du volume d'une orange, sessile, réductible, orifice elliptique. Peau lisse et brillante. Pinces de Rizzoli. Chute de la tumeur le 10e jour, mais la cicatrice n'est pas bien solide.

Sur ces 8 observations, 8 guérisons. 4 fois on a fait l'excision du sac après pincement.

Il y a des cas dans lesquels la ligature ou la compression n'a pu être supportée.

M. Polaillon a vu au bout de 2 jours une ligature élastique manquer et l'enfant quitter l'hôpital.

Obs. 262. — Gavin. *Boston med. and surg. Jour.*, 1874. — Garçon, 6 mois, bien portant. Tumeur cervicale peu volumineuse, réductible, ulcérée et présentant une dépression d'apparence cicatricielle. Les éléments nerveux ne sont pas reconnus d'une façon certaine. Ponction, puis application de pinces qu'on est obligé d'enlever à cause des douleurs. On fait encore 3 autres ponctions sans succès. Mort 2 jours après la dernière ponction.

D'autres procédés ont été employés aussi, mais moins souvent.

Thermocautère.

Obs. 263. — M. de Saint-Germain. *Rev. mal. enf.*, 1884. — Enfant de 4 jours, tumeur cervicale du volume d'une orange, pédicule de 1 centim. de large sur 4 de long, irréductible, début de sphacèle. 2 broches placées en croix à travers le pédicule serre-nœud de Maisonneuve, à 2 centim. des broches, division du pédicule au thermocautère. Jet abondant de liquide. La tumeur se présente sous forme d'un sac vide à très large orifice permettant librement l'entrée de l'index. Au bout de 10 jours le pédicule se détache. Convulsions. L'enfant s'affaiblit, vomissements, dépérissement arrivant au bout d'un mois. Gavage pendant 8 jours. Guérison.

7 observations de tumeurs cervicales se suivant, c'est-à-dire de tumeurs dans lesquelles on a tout lieu de supposer l'absence de parties nerveuses, cette fréquence indique les cas auxquels ces procédés doivent être restreints.

Obs. 264. — Vogt. *Communication de la clinique chirur. de Greifswald*, 1884. *Rev. ch.*, 1885. — 5 jours, lombaire, tumeur du volume d'un œuf de poule, fluctuante, peau amincie, pédiculée, près du pédicule 5 points de suture traversant la peau saine, ablation au bistouri, cautérisation au thermocautère. Guérison sans accident.

Obs. 265. — Vogt. *Communication de la clinique chirur. de Greifswald*, 1884. *Rev. clin.*, 1885. — 4 mois, tumeur lombaire du volume du poing d'un adulte, large ouverture du canal vertébral. Les téguments très amincis présentaient à la partie culminante un petit pertuis laissant suinter un peu de liquide transparent, hydrocéphalie.

La communication entre le liquide de la tumeur et celui de la tête est manifeste.

Ponction. 10 sutures à la base du sac qu'on enlève avec le thermocautère.

Immédiatement on observa de la paralysie des membres inférieurs qui n'existait pas avant l'opération. Ecoulement constant de liquide par la plaie. Mort le 4e jour. A la face interne du sac enlevé on trouva beaucoup de nerfs d'un certain volume appartenant évidemment à la queue de cheval.

Obs. 266. — Lobker. *Schmidt's Jahrb.*, 1884. Th. Clément. — Tumeur lombaire du volume d'un œuf de poule, sessible, fente vertébrale assez grande. Ulcérée et laissant passer de la sérosité à travers une petite perforation. Nombreux filets nerveux adhérents à la poche reconnus après l'opération. On passe des épingles a sutures et on excise au thermocautère. Mort.

Obs. 267. — Lobker. *Schmidt's Jahrb.*, 1884. Th. Clément. — Garçon, 6 jours, tumeur lombaire grosse comme le poing, pédiculée, peau normale. La poche contient un gros cordon nerveux reconnu au moment de l'opération. Excision au thermocautère. Suture. Guérison.

Anse galvanique.

M. de Saint-Germain n'a pas eu à se louer du premier essai qu'il en fit. Ayant voulu enlever par l'anse galvanique une hydrorachis cervicale il vit avec surprise l'enfant mourir subitement 2 jours après l'opération. Th. Guibbaut.

Obs. 268. — Grassi. *An. univ. di med.*, 1886. *Journal de Hayem*, p. 287. — Fillette de quatre mois, présentant à la région lombaire supérieure un spina-bifida gros comme un œuf de poule. Cette tumeur grossissait rapidement sans signe de paralysie. La peau était amincie, vasculaire, excoriée en plusieurs points.

Faisant soulever la tumeur dans le sens de son grand diamètre qui était de 7 centimètres environ, l'opérateur traversa la base de la tumeur avec l'aiguille de Reverdin et plaça 3 fils doubles de soie phéniquée à 2 cent. l'un de l'autre. Ces fils furent étroitement reliés à 2 morceaux de sonde en gomme élastique et l'on fit ainsi une suture enchevillée. Quelques gouttes de liquide sortirent au moment du passage de l'aiguille. L'affrontement des tissus en fut facilité. Après avoir isolé les fils et les parties sous-jacentes au moyen de compresses imbibées d'eau l'opérateur passa la partie supérieure de la tumeur dans l'anse d'un fil de platine d'un millimètre d'épaisseur qui fut porté au rouge. La section fut faite lentement sans autre issue de liquide céphalo-rachidien et de sang. La cicatrisation fut complète 20 jours après la chute de l'eschare et depuis la guérison paraît s'être bien maintenue.

Écraseur.

Obs. 269. — Gigon. *Bull. Soc. ch.*, 1860. — Tumeur située sur la dernière dorsale, du volume du poing d'un adulte, lisse, tenant au rachis par une base étroite, fluctuante, translucide. Eyriaud emploie l'écraseur. La tumeur fut coupée ras et laissa une plaie ovalaire de 4 ou 5 cent. dans le plus grand diamètre. Au centre, ouverture d'où s'écoulait un liquide transparent. Les 2 bords furent affrontés exactement. 3 aiguilles, suture entortillée, cicatrisation un peu longue. Va bien depuis 2 ans.

Toutes ces méthodes ont donné de bons résultats, trop bons pour qu'on les proscrive, mais elles sont trop en contradiction avec les tendances actuelles de la chirurgie pour qu'on puisse les préconiser. Elles sont le résultat de la lutte que les chirurgiens avaient à soutenir contre l'infection purulente. Caustiques, écraseur de Chassaignac, tous les procédés qui permettent la division des tissus sans ouvrir les vaisseaux témoignent de la préoccupation de l'époque. Ce sont les armes qu'on avait pour combattre cet ennemi. Aujourd'hui il est vaincu, si le chirurgien doit toujours y penser, il est en droit de ne plus le craindre ; l'infection, et nous employons ce mot dans son acception la plus large, depuis la méningite purulente jusqu'à la suppuration sur le trajet d'un fil, est le résultat d'une faute du chirurgien. Aussi, sûr de lui-même emploie-t-il de préférence le bistouri. Ces méthodes ont encore leur raison d'être dans certaines circonstances déterminées. Ainsi le galvanocautère est-il un merveilleux instrument pour l'ablation des hémorrhoïdes, on peut grâce à lui enlever des paquets très volumineux sans perdre une goutte de sang, tandis qu'avec les autres méthodes on se trouve souvent en face d'hémorrhagies ennuyeuses, difficiles à arrêter et nécessitant même parfois l'emploi de pinces à demeure. Dans le spina-bifida ces conditions ne se rencontrent pas. A part la question des éléments nerveux, le spina-bifida au point de vue opératoire est une tumeur aussi simple qu'on peut la désirer, aussi simple qu'un kyste sébacé ou un kyste synovial du poignet. Pourquoi dans une affection qui peut être traitée par les moyens ordinaires simples et rapides que possède le chirurgien, vouloir employer une méthode d'exception! Avec le bistouri on ne court pas plus de dangers, on a une guérison plus prompte, pourquoi ne pas s'en servir ?

Excisions sans ouverture exploratrice du sac.
Succès.

Obs. 270. — Trowbridge. *Boston med. and surg. journal*, 1829. Th. Guibbaud. — 4 ans et 5 mois. Tumeur volumineuse située sur le sacrum et les 3 dernières lombaires. Excision. Points de suture et bandelettes agglutinatives. Guérison.

A l'époque de l'opération il n'y avait pas d'ouverture communiquant avec le canal rachidien, et cependant 2 apophyses épineuses manquaient, 2 vertèbres étaient aplaties et présentaient des cavités profondes. Nul doute qu'à une époque peu éloignée ces deux os avaient été perforés.

Ce cas présente un exemple de guérison spontanée de la tumeur en tant que spina-bifida, par transformation du spina-bifida en kyste indépendant de la cavité rachidienne.

Obs. 271. — Dubourg. *Gaz. méd.* Paris, 1841. — 8 jours ; lombaire, pédicule de 13 millim. d'épaisseur. Incision elliptique à la base de la tumeur. Excision, suture entortillée comme dans le bec-de-lièvre. J'ai revu l'enfant plusieurs fois, la guérison ne s'est pas démenti.

Au cours de l'opération on s'aperçut de la communication de la tumeur avec la cavité rachidienne.

Obs. 272. — Dubourg. *Gaz. méd.* Paris, 1841. — 11 jours ; tumeur cervicale du volume d'une petite orange. Je saisis de la main gauche le corps de la tumeur et l'ayant soulevée je plongeai la lame d'un bistouri étroit à travers le pédicule. Je taillai un premier lambeau de dedans en dehors de façon à ne pas ouvrir le canal rachidien dans ce premier temps ; dans un 2e temps, je fis l'ablation de ce qui restait du pédicule. Suture entortillée. J'ai vu cet enfant depuis cette époque jusqu'à ce jour, c'est-à-dire pendant 3 ans, et la guérison s'est confirmée. L'enfant a même acquis un développement remarquable et offre toutes les conditions d'une robuste santé.

Obs. 273. — Dubourg. Thèse d'Ebra, 1858. — Spina-bifida cervical du volume d'un œuf de poule, base large. Excision, 4 points de suture entortillée. Le 3e jour on enlève les 2 épingles du milieu, 2 jours après, les autres.

Obs. 274. — Nott. *Gaz. méd.*, 1856. — Garçon de 1 mois, tumeur lombaire, 2 incisions elliptiques autour de la tumeur qu'il disséqua complètement. Elle était composée simplement de la peau, du tissu cellulaire et des membranes de la moelle épinière. Après avoir enlevé le sac il fit une ouverture dans le canal de l'épine, une cuillerée de liquide s'échappa. Il réunit ensuite les bords avec une seule épingle, fit la suture entortillée ; diachylon au-dessus et au-dessous ; un peu de suppuration. Guérison au bout de 2 semaines se maintenant au bout de 2 mois.

Obs. 275. — Roger de Joinville. *Bull. Ac. méd.*, 1855. — Garçon, 3 jours. Spina-bifida sacré inférieur. Tumeur molle élastique de 8 centim. de diamètre, pédicule 3 millim., diminue par la pression, durcit par les cris, pas de paralysie.

A 13 jours, ponction de 80 gr., inflammation de la poche.

A 17 jours, ponction. Saisissant les parois de la poche, je les rapprochai et pendant que je les maintenais soutenues avec la main gauche, de la main droite armée de forts ciseaux, je coupai le pédicule à sa base, de haut en bas 4 points de suture entortillée, pas de paralysie. Meurt à 10 mois de troubles intestinaux. A la face interne de la poche on voyait ramper des filets nerveux adhérents.

Obs. 276. — Boehmer. *Brit. med.*, 1869. Th. Clément. — 9 jours, bien portant. Tumeur sacro-lombaire pédiculée, réductible. Peau normale, incision et suture. Guérison.

Obs. 277. — Duncan. *Rev. sc. méd.*, t. VII, p. 761. Th. Clément. — 7 mois, bien portant. Tumeur lombaire sessile. Orifice de communication nettement perceptible. Transparente, points bleuâtres. Pas de nerfs. Incision suivie de compression. Le liquide s'étant reproduit rapidement, on fait l'excision partielle. Suites assez bonnes, mais le 27e jour, l'enfant meurt de broncho-pneumonie.

Obs. 278. — Wilson. *Pathol. Soc. trans.*, XIV. — Garçon, 33 jours Spina-bifida dorsal supérieur. Téguments minces et transparents, ulcérés au moment de l'opération. Excision, pas de nerfs dans le sac, des adhérences lâches entre la peau et le sac. Le liquide était dans la cavité de l'arachnoïde. Cet enfant vit encore en octobre 1869. *Brit. med*, 1869, p. 523.

Obs. 279. — *Brit. med.*, 1869, p. 523. — Dans une lettre, Wilson cite un 2e enfant qu'il a opéré avec succès, et âgé de 4 ans au moment où il écrit.

Obs. 280. — Hamilton. *Rapport du comité de Londres.* — Excision-Guérison. Le sac enlevé renfermait les membranes jusqu'à l'arachnoïde. Ce cas semble être le même que celui cité par Holmes, Laborie dans lequel l'enfant mourut 7 mois après.

Obs. 281. — Thomas Sinclair. *Dublin Jouranl of med. sciences*, 1886.

Journal de Hayem, 30, p. 287. — Enfant de 3 mois. Spina-bifida lombaire, du volume d'un petit œuf, à parois minces, translucide, renfermant un liquide clair, reposant sur une base indurée. La pression sur la tumeur ne produisait ni paralysie, ni douleur, ni engourdissement. Ponction. Résection de toute la portion amincie et transparente, pas de nerfs, cautérisation légère avec le nitrate d'argent. Guérison.

Obs. 282. — Ahlfeld. *Deutsch med. Wochensch.* Th. Clément. — 8 jours, bien constitué. Tumeur lombaire, orifice de la largeur d'une pièce de 2 fr. Peau vasculaire. Excision. Guérison.

Obs 283. — Klein, th. Nuremberg, th. Clément. — Homme de 26 ans. Vers 15 ans, faiblesse dans les membres inférieurs, dans les sphincters anal et vésical. Tumeur lombaire du volume d'un œuf de poule, sessile, peau normale. Ponction et compression. Excision. Guérison.

Obs. 284. — Evans. *New-York med. Jour.*, 1888, p. 205. — 6 ans, tumeur sur les 2e et 3e lombaires du volume d'une orange. Deux des sœurs de la mère avaient donné naissance à des enfants souffrant de la même maladie. Tumeur à large base, douloureuse à la pression, surtout à gauche. A droite à la base, petit orifice par lequel sortait du pus en assez grande abondance pour nécessiter deux ou trois pansements par jour. Une sonde passée par cet orifice venait au contact de séquestres détachés. Avec le doigt après élargissement on trouvait dans le sac de petites esquilles et du tissu nécrosé. Je pensai avoir affaire à un faux spina-bifida, cas rare dans lequel la nature a effectué la guérison.

Le 16 avril, incision à gauche et à droite de la tumeur à la base. A gauche, à peine le bistouri eut-il traversé la peau qu'un écoulement de liquide spinal vint démontrer qu'au lieu d'un faux spina-bifida, nous avions affaire à un vrai. Ablation facile de la tumeur qui contenait deux sacs, le gauche renfermant les méninges ayant un orifice des dimensions d'un crayon conduisait dans le canal rachidien. Le droit était occupé par des petits fragments d'os, de pus. Le shock fut considérable; la nuit suivante, l'enfant dormait bien et le lendemain, il mangeait comme à l'habitude. Le 3e jour, convulsions de peu de durée. Suintement de liquide cérébro-spinal nécessitant deux pansements par jour, pendant trois semaines. Guérison.

Obs. 285. — Bayer. *Prager med. Wochensch.*, 1889. — Fillette de 10 mois bien développée, entre le 28 mars 1888.

La moitié postérieure de la grande fontanelle présente une voussure de la grosseur d'une noisette, l'examen attentif montre qu'il s'agit d'une méningocèle communiquant avec la cavité crânienne.

Les régions lombaire et sacrée étaient le siège d'une tumeur kystique du volume de la tête de l'enfant. La base large se continuant insensiblement avec les régions lombaires latérales mesure 35 centim.; la demi-circonférence de la tumeur a 31 centim. Le sommet est un peu acuminé et porte une tache pigmentaire brune; partout ailleurs la peau est normale, blanchâtre, se plisse bien.

La tumeur est partout bien transparente et compressible, ballottante au repos, tendue quand l'enfant crie. Le pannicule sous cutané très développé ne permet pas de palper suffisamment la base d'implantation et de sentir l'ouverture du rachis. Le toucher rectal montre une disposition normale.

Il y a parésie des extrémités inférieures à l'exception de la sphère d'innervation du crural. Incontinence des matières et de l'urine. Eczéma des grandes lèvres.

4 avril. Ponction 880 c. c. de liquide, toute la masse se reproduit au bout de 48 heures malgré la compression.

Le 8. 2 lambeaux cutanés, un supérieur et un inférieur, de manière à avoir ainsi une suture oblique aussi éloignée que possible du rectum à cause de l'incontinence. Le pédicule gros comme le doigt est situé entre les 2e et 3e sacrées. La palpation permet de reconnaître dans l'orifice de communication des tractus qui ne furent malheureusement pas examinés directement à ce moment. La traction sur le pédicule ne produit qu'une seule fois une contraction nette de la pupille. Une ligature modérément serrée du pédicule ne produit pas plus d'effet. J'admis donc imprudemment qu'il n'y avait dans le sac que des parties non essentielles ou dégénérées de la moelle. Le pédicule fut lié et coupé. Un regard jeté sur le pédicule et l'intérieur de la poche nous surprit d'une manière désagréable. Une portion notable de la moelle avait été ainsi enlevée avec le sac auquel elle adhérait. La ligature fut rapidement enlevée, une ligature passée sur une branche de l'artère spinale qui donnait, le moignon réduit et la dure-mère suturée. Aucun phénomène spinal ne se montra pendant l'opération ni à la suite. Le 6 mai la plaie était parfaitement cicatrisée, l'état parétique le même sans augmentation.

Onze mois après l'enfant nous est montré en très bonne santé, les jambes ont regagné quelques mouvements, les pieds seuls pendent paralysés.

Incontinence.

Belle cicatrice plate adhérente par son milieu seulement, pas de voussure dans l'effort.

La portion médullaire excisée est longue de 6 centim. environ, 6 paires de racines rachidiennes partent de chaque côté de la moelle. Les tubes nerveux sont considérablement dégénérés, sclérosés.

Décès.

1 cas de BRUNNER. Th. GUIBBAUD.

OBS. 286. — DOWINGTON. *Prov. med. and surg. j.*, 1884. *Rapp. com. Londres.* — 4e dorsale. Grosse tumeur pédiculée, sac mince, 2 ponctions. Excision. L'ouverture dans le canal rachidien offrait les dimensions d'une tête d'épingle.

Obs. 287. — Roux. *Bull. thérap.*, 1846. — 3 mois, tumeur sacrée du volume d'une pomme, 9 centim. de diamètre, transparente. 2 incisions semi-elliptiques se réunissant en haut vers la base du sacrum, en bas vers la pointe du coccyx, flot de liquide transparent et inodore. Le doigt rencontre une ouverture vertébrale de 1 centim. dans laquelle on met une éponge pour empêcher l'entrée de l'air. Suture entortillée, 4 aiguilles. Mort le surlendemain.

Obs. 288. — Tavignot, 6 jours. Tumeur lombaire du volume d'un œuf. Ponction, pinces à la base, section au bistouri parallèle aux mors de la pince, 7 aiguilles, suture en 8 de chiffre. Mort le 4e jour, méningite.

Obs. 289. — Laboulbène. *Gaz. méd.*, 1869. — 15 jours. Tumeur lombo-sacrée du volume d'une grosse pomme. Pédiculée. Excision, suture. Mort de méningite.

Obs. 290. — Hofmokl. *Wein. med. Jahrb.*, 1878. Th. Clément. — Fille 1 jour, pied bot. Tumeur lombo-sacrée pédiculée, rompue pendant l'accouchement. Orifice fermé par une soupape. Les éléments nerveux sont reconnus au moment de l'opération. Excision au bistouri de la portion gangrenée. Mort 2 jours après l'opération.

Obs. 291. — Schreiber. *Deutsche Zeitsch.*, 1879. Th. Clément. — 21 mois, bien portant. Tumeur sacrée du volume des deux poings, peu réductible. La peau est normale à droite, éléphantiasique à gauche. Excision, le pédicule ne peut être enlevé qu'avec peine. Mort dans la nuit qui suit l'opération.

Obs. 292. — Schreiber. *Deutsche Zeitsch.*, 1879. Th. Clément. — Fille 9 mois. Difformité du bassin, atrophie du membre inférieur gauche. Pied bot. Tumeur sacrée pédiculée, orifice très petit. Anse galvanique. Guérison mais récidive 6 mois plus tard. Excision avec le bistouri. Mort quelques heures après l'opération.

Obs. 293. — Kuster. *Berlin. Klin. Woch.* Th. Guibbaud. — A extirpé un spina-bifida. Le cours de la maladie était bon, l'enfant semblait guéri, lorsque tout à coup se produisirent des contractures suivies de mort. Pus à l'intérieur de la poche.

Obs. 294. — Labker. *Schmidt's Jahrb*, 1884. Th. Clément. — Fille, 7 semaines, faible. Tumeur lombaire réductible. Filum terminale s'insérant sur la poche reconnu à l'autopsie. Excision, suture des lèvres. Mort de broncho-pneumonie.

Obs. 295. — Dowson. *Rapp. com. Londres.* — Femme de 38 ans, tumeur sacrée ayant à la naissance les dimensions d'une noisette. Depuis 8 mois elle avait augmenté au point d'acquérir le volume d'une grenade. Peau saine.

Incision de la tumeur par mégarde. On tente d'enlever le sac. Ulcération de la dure-mère et du sac. Suppuration de la dure-mère rachidienne, méningite.

Obs. 296. — Mayo Robson. *London clin. Soc. trans.*, 1885. — 18 jours, chétif, tumeur lombaire du volume d'une grosse orange, enveloppes minces et transparentes, inflammation de la peau.

Section de la partie transparente des membranes ne laissant que ce qui était suffisant pour former l'enveloppe méningée qui fut suturée avec du catgut. L'ouverture était large de 2 cent. et longue de 6. La peau fut disséquée sur les reins assez loin pour mobiliser 2 lambeaux vers la ligne médiane où ils furent suturés par-dessus les méninges avec du fil d'argent, pas d'élévation de température, ni d'écoulement purulent. Mort d'épuisement, le 20 décembre. Pas de méningite à l'autopsie.

Obs. 297. — Barton, *Lancet*, 1886. — Enfant de deux semaines portant à la région lombaire au moment de la naissance, une tumeur des dimensions d'une petite noix d'une couleur rouge foncée.

La tumeur augmentait graduellement et quand je la vis pour la 1re fois était du volume d'un petit œuf, sessile. La surface était occupée par une ulcération grisâtre ; les côtés d'un rouge sombre.

Fluctuation très obscure, diminuée par la pression.

Par une incision elliptique, j'enlevai toute l'ulcération centrale. La paroi était épaisse, lisse et blanche à sa face interne, avec de nombreux petits nerfs passant dans la portion enlevée et que je coupai. Pas de troubles nerveux. Exeat au bout de 10 jours, pas de paralysie des membres inférieurs. L'emplacement de la tumeur est occupé maintenant par une saillie oblongue, rouge ridée représentant 1/6 des dimensions de la tumeur et je ne doute pas qu'il n'y ait encore diminution.

L'enfant est mort un mois après de convulsions survenant trop peu de temps après l'opération pour qu'il n'y ait pas eu rapport de cause à effet.

Pour ne pas contredire l'auteur, nous rangeons ce cas parmi les insuccès, mais il ne nous semble pas démontré que ces convulsions survenant un mois après l'opération lui soient imputables, tant de causes menacent la vie d'un enfant d'un mois et à cet âge la moindre maladie, le moindre malaise, donnent vite naissance à des convulsions.

Obs. 298. — Rohmer Th. Clément. — Fille de 6 mois. Tumeur sacrée de la grosseur du poing, pédiculée, légèrement dépressible, transparente, blanche d'un côté ; rouge de l'autre. La peau forme un rebord d'environ 1 cent. de haut. 2 cicatrices au niveau de la ligne de séparation de la peau et de la membrane.

La pression un peu forte provoque des cris. Ponction qui fait reconnaître une 2e poche. On place des épingles à suture à la base de la tumeur, on excise la partie saillante et on pose les fils au fur et à mesure.

Convulsions. Mort le 6e jour.

L'excision sans ouverture exploratrice de la poche donne 13 décès. 4 de ces décès remontent à une période trop éloignée pour qu'on puisse en tenir compte. Si à l'actif d'une méthode on peut réclamer comme d'heureuses exceptions les succès inattendus qu'elle a pu donner, il serait injuste de faire figurer à son passif les insuccès inévitables dus à des conditions opératoires indépendantes de la méthode elle-même.

Laissant donc de côté ces 4 décès, sur les 9 qui restent nous voyons que les causes de mort se répartissent ainsi :

Méningite purulente	2
Convulsions.....................................	2
Broncho-pneumonie..............................	1
Épuisement......................................	1
Non indiquée....................................	3

L'un de ces cas était une récidive d'un spina-bifida guéri par l'anse galvanocaustique.

16 succès. Dans 5 cas on a pratiqué la suture entortillée aujourd'hui abandonnée. Sont morts après l'opération :

275. Troubles intestinaux, 10 mois après.

277. Broncho-pneumonie, 27 jours.

280. 7 mois.

Ont été perdus de vue : 270, 273, 276, 281, 282, 283, 284, 285.

Ce dernier présentait cette singularité d'un abcès d'origine osseuse situé au-dessus du spina-bifida.

Ont été revus :

271. Plusieurs fois, la guérison ne s'est pas démentie.

272. Pendant 3 ans.

274. Au bout de 2 mois.

278. Un temps indéterminé.

279. 4 ans.

285. Celui-ci mérite qu'on insiste un peu plus longuement sur son compte.

Bayer après avoir disséqué sa peau, examine soigneusement le sac, le palpe, l'étire, ne note qu'une contraction de la pupille. Il sent bien à l'intérieur quelque tractus ; enfin il coupe le sac et trouve dedans 6 cent. de moelle. L'enfant a-t-il souffert de cette résection ? Il est permis d'en douter, il était paraplégique avant l'opération ; sa paraplégie semble s'être améliorée dans la suite ; il y a donc tout lieu de croire que la moelle coupée était une moelle inutile, comme nous en verrons d'autres exemples. Néanmoins, c'était là une surprise désagréable, comme le dit Bayer avec la plus entière bonne foi, et pour l'éviter à l'avenir dans les trois cas que nous avons encore à rapporter de lui, il ouvre le sac, l'explore minutieusement, dissèque les nerfs et les refoule dans le canal.

Excision après ouverture exploratrice du sac.
Succès.

Obs. 299. — Laffite de Coutras. *Association française*, Paris, 1878. — Spina-bifida lombaire du volume d'une orange ordinaire, peau épaisse à demi transparente commençant à s'ulcérer au milieu, ne diminuant pas par la compression ; 2 ponctions. Le 9e jour, incision qui conduit dans la poche en traversant un tissu très adhérent. Je sectionne de chaque côté de la colonne vertébrale 6 ou 7 filets nerveux, enlève un gros cordon nerveux se séparant à angle presque droit du trou rachidien allant s'épanouir dans toute la paroi interne de la poche déjà divisée et dont j'avais divisé aussi les filets paraissant aller aux trous de conjugaison. Je tranchai aussi ce tronc spinal et fis pour fermer la plaie une suture entortillée à 6 épingles. Le 3e jour la peau se rompt, les épingles tombent, hydrocéphalie qui s'arrête au 9e mois, pied bot gauche, pas de paralysie.

Obs. 300. — Due à l'obligeance de M. Championnière. — Enfant de 3 semaines, pas très vigoureux et portant au niveau de la partie inférieure de la colonne vertébrale une tumeur du volume d'un petit œuf de poule. Cette tumeur se gonflait pendant les cris, sa surface avait une coloration rosée ; elle était très fluctuante et ne se réduisait pas. Quinze jours après, le volume de la tumeur était presque doublé, nous convînmes qu'il y avait lieu d'opérer.

Opération le 12 septembre 1883 avec le Dr Witkowski. En revoyant l'enfant je fus frappé de l'amincissement extrême en 2 points de la tumeur qui était près de se rompre. L'urgence d'une intervention était manifeste.

Ayant fait placer l'enfant sur le ventre, je m'apprêtai à pratiquer l'excision du sac et la suture des parois. Je fis d'abord avec le bistouri une ponction sur la tumeur et il s'écoula par un jet assez violent un liquide clair comme de l'eau de roche, je le laissai écouler le plus lentement possible, puis avec l'aiguille courbe de Reverdin je plaçai sur la tumeur quatre fils d'attente fixés par des pinces. Ces fils étaient destinés à être noués et serrés immédiatement s'il y avait eu quelque hémorrhagie violente, puis j'incisai au bistouri la partie supérieure de la poche.

J'avais pénétré les méninges, je me mis en mesure de les suturer au fur et à mesure de l'incision de façon à laisser le moins possible ouvert le canal rachidien. Je n'eus que quelques gouttes de sang pour toute l'incision du sac grâce aux pinces hémostatiques, et je mis ainsi 10 points de suture perdus sur les méninges en employant de très fin catgut. Puis je réunis la peau de haut en bas par 12 points de suture pour les méninges, 12 pour la peau seule et 4 comprenant la peau et les méninges.

L'opération avait duré 1/2 heure environ. L'enfant était fatigué et un peu refroidi, mais d'une réelle vigueur. A aucun moment il n'avait présenté la tendance syncopale signalée pour ces cas. Je le pansai avec du lint à l'acide borique enduit d'une couche assez épaisse de goudron de Norwège ; par-dessus, bandage de corps un peu serré ; 1/2 heure après l'opération, bien que l'enfant fût maintenu dans la position horizontale, la face était très pâle, presque bleuâtre. Il était bien chaud pourtant, le pouls rapide était perceptible et le cri très fort.

L'opération s'était faite rapidement, malgré le manque d'aides. Dans la partie inférieure du sac, des cloisons avaient l'air de comprendre des éléments nerveux. Je sectionnai les plus élevés, puis je séparai les autres des méninges que j'allai suturer.

Cet enfant est mort un mois après de manque de soins.

Obs. 301. — Mayo Robson. *London clin. Soc.*, 1885, et *Lancet*, 1885. — Jeune fille de 16 ans. Spina-bifida lombaire et pieds bots varus apparus à 7 ans et qui sont allés en augmentant. Le mois dernier, le spina-bifida s'était beaucoup accru, sans toutefois causer de douleurs. A l'entrée, la tumeur offrait les dimensions d'une grosse tête de fœtus, enveloppes minces, transsudation de liquide clair non albumineux qui dura 3 jours. La malade se plaignait de céphalalgie, était inquiète ; pupilles dilatées, pouls faible, respiration rapide, intelligence affaiblie. 8 fois la ponction fut pratiquée. A la 8e, le liquide devint purulent et les symptômes s'aggravèrent.

Opération. Grande incision cruciale. 4 lambeaux triangulaires à base regardant en dehors. Dissection pour séparer la peau du sac sans l'ouvrir. Ouverture ; quand on se fut aperçu que les parois du sac ne renfermaient pas de nerfs, excision. Hémorrhagie assez abondante, 20 ligatures. Suture au fil d'argent, gros drain. Sort le 5 janvier, 24 jours après l'opération. En février, elle est très bien et veut rentrer se faire opérer pour ses pieds.

Obs. 302. — Mayo Robson. *London clin. Soc.*, 1885, et *Lancet*, 1885. — Garçon de 7 semaines, chétif ; tumeur lombaire. Grosse tête avec fontanelles ouvertes, veines dilatées. La tumeur mesure 18 centim. de circonférence, 8 transversalement. Incision verticale sur le côté droit de la tumeur, dissection de la peau d'avec les méninges. Le sac s'est trouvé perforé, issue du liquide rachidien. Large lambeau méningé gauche ramené par-dessus l'ouverture et suturé à un petit lambeau méningé droit. Lambeaux cutanés réunis au milieu par des fils d'argent. Le contenu nerveux du canal rachidien ne fut pas atteint. Drainage entre la peau et les méninges. Sorti au bout de 30 jours, guéri, mais faible.

Obs. 303. — Mayo Robson. *Brit. med.*, 1886, p. 985. — Mayo Robson montre un enfant de 3 mois qu'il a opéré d'un spina-bifida lombaire par excision du sac 3 mois auparavant ; l'enfant est en bonne santé, mouvements parfaits. Il y a une cicatrice à l'endroit où était la tumeur auparavant.

Malgré l'absence de détails, comme Robson a l'habitude d'ouvrir le sac avant de l'exciser, nous rangeons cette observation dans les cas d'excision après incision.

Obs. 304. — M. Lannelongue. Th. Guibbaud. — 9 ans ; tumeur sacrée fluctuante transparente. La compression produit des troubles. Peau normale, incontinence d'urine et des matières. Incision verticale de la peau, ouverture de la poche qui ne renferme pas de nerfs. Excision. Suture de la poche au catgut, de la peau au crin de Florence. Gonflement de la tumeur, fièvre, écoulement de pus, contractures, eschares trochantériennes. Sorti au bout de 2 mois, plaie cicatrisée.

Revu en mai 1887. Tumeur guérie. Ulcération à la face postérieure des jambes. Exagération des réflexes rotuliens. Perte du réflexe plantaire. Sensibilité normale.

Marche imparfaite, incontinence d'urine et des matières, tendance au pied bot.

Obs. 305. — M. Périer. *Rev. ch.*, 1887. — 2 mois ; tumeur lombaire. L'augmentation progressive du volume de la tumeur avait rendu l'intervention nécessaire. La peau amincie, distendue, menaçait de s'ulcérer. Le danger de l'opération était d'autant plus grand que la communication de la tumeur avec le canal rachidien était évidente et qu'il y avait très certainement des portions de la moelle et de ses enveloppes dans l'intérieur de la tumeur. L'opération a duré en tout 1 heure 1/4. M. Périer fut obligé de détacher de la paroi un cordon plein et malléable qui sortait de l'intérieur du canal rachidien, et venait s'insérer au sommet du sac à la partie supérieure duquel il était relié par un repli séreux. Après avoir été détaché de ses adhérences ce cordon fut introduit et maintenu dans l'intérieur du rachis que l'on ferma par une ligature au catgut à la base du sac.

Les suites furent des plus simples, l'enfant reprit le sein le même jour. Depuis l'opération, 34 jours se sont écoulés sans que l'enfant ait présenté le moindre trouble nerveux.

Obs. 306. — Communiquée par M. Championnière. — Cet enfant m'a été présenté à Tenon peu de temps après sa naissance et j'ai engagé les parents à attendre qu'il fût plus vigoureux pour l'opérer.

Opération le 23 août 1887. La tumeur du volume d'une petite orange occupe la partie inférieure de la région dorsale et empiète sur la région lombaire. A sa partie supérieure la peau est intacte, en bas elle est distendue et transparente, sur les parties latérales elle est épaisse, cicatricielle et même chargée de poils. Elle se distend sous l'influence des cris de l'enfant. Celui-ci est placé la tête en situation déclive, endormi avec le chloroforme Yvon.

Incision en taillant un large lambeau supérieur aux dépens de la peau saine. La peau altérée est circonscrite pour être excisée. Puis les membranes propres de la poche sont disséquées jusqu'à constituer une sorte de pédicule. Cette dissection terminée, le sac est incisé et largement ouvert. Le canal médullaire est fermé par des fils de catgut, 14 sur la base du sac, 4 en outre au voisinage sont passés puis liés, après excision de la poche. Celle-ci pèse 10 gr.

Suture de la peau au crin de Florence, 10 superficiels et profonds. Pansement à la gaze iodoformée. 2 sachets d'ouate de tourbe. Durée, 50 minutes. Le lendemain de l'opération, fièvre et vomissements, mais depuis bon état. L'enfant a été maintenu la tête basse pendant les 4 jours qui ont suivi l'opération. Fils retirés le 30 août. Plaie cicatrisée le 7 septembre. L'enfant a présenté un peu de faiblesse dans la jambe gauche, mais par l'électricité on a rendu la tonicité aux muscles.

Nous avons revu cet enfant au cours de notre année d'internat chez M. Championnière. Quelques mois après l'opération il était vigoureux, bien portant, mais nous croyons nous rappeler qu'il mourut vers le mois de novembre ou décembre 1888, c'est-à-dire 14 mois après l'opération, d'une bronchite.

Obs. 307. — Hurd. *Therapeutic Gaz.*, 1889. — Fille de 7 mois; tumeur lombo-sacrée couverte complètement par la peau mince en un point, fluctuante, arrondie, irréductible, un point de peau épaissie au milieu de la tumeur.

Diagnostic : méningo-myélocèle avec petit orifice de communication, ponction, protection.

Revu au bout de 4 mois, la tumeur avait augmenté, 8 mois après la tumeur couvrait la région sacrée, la fille avait 17 mois. Le Dr Jones considéra la tumeur comme un simple kyste sans connexion avec le canal rachidien et en proposa l'ablation.

6 septembre. Aspiration, une pinte et demi de liquide clair comme de l'eau. La peau était mince comme du papier, le kyste se serait bientôt rompu.

Éthérisation, incision linéaire sur la tumeur exposant le contenu du sac. Les nerfs formant la queue de cheval s'étalaient sur la surface interne du sac, et le doigt sentait une échancrure de la dernière vertèbre lombaire. N'osant terminer l'opération, nous enlevâmes une partie considérable des téguments recouvrant le sac et réunîmes les bords de l'incision par un surjet au catgut.

Le 10. Écoulement de liquide de 1 pinte 1/2, enfant pâle et faible.

Le 11. Éthérisation. Ouverture de l'incision. Dissection du sac jusqu'à l'orifice. Derrière le collet du sac, grosse artère qu'on écarte. Ligature du sac au catgut, excision, suture assez compliquée qui nous a paru être une suture à deux étages, le premier comprenant les tissus sous-cutanés qui limitaient le sac en arrière, le deuxième la peau.

6 jours après l'opération la plaie est en très bon état, l'enfant bien portant. Au bout de 16 jours, il va très bien.

Cette observation intéressante en elle-même l'est encore beaucoup plus quand on l'a lit dans le texte original où les détails sont exposés tout au long. Elle y constitue une sorte de petit drame en plusieurs actes, dans lequel Hurd expose avec la plus grande franchise les divers états d'esprit par lesquels il est passé : d'abord diagnostic de spina-bifida, reformé à la suite d'une consultation avec un confrère. Stupéfaction et frayeur en voyant ce sac rempli de nerfs; discussion conduisant à l'abandon de l'opération. L'enfant va mal. Seconde discussion sur la conduite à tenir; 2e opération, guérison de l'enfant et comme apothéose, confiance un peu exagérée, puisque Hurd conclut à la possibilité de couper la queue de cheval.

Obs. 308. — Hildebrand. *Deutsche Zeitsch.*, 1889. — 3 jours. Tumeur lombo-sacrée. Incision de la peau, incision du sac. On y voit un grand nombre de filets nerveux venant de la moelle et allant sur le sac. Dissection, réduction.

Ablation du sac, suture séparée de la dure-mère et de la peau, réunion par 1re intention. Au bout de 7 ans l'enfant est bien portant. Peau mobile, on sent comme une masse fibreuse.

Obs. 309. — Rosenbach. *Deutsche Zeitsch.*, 1889. — Tumeur siégeant sur les 4e et 5e lombaires, incision de la peau, dissection et ouverture du sac. On voit des nerfs qui sortant de la fente viennent sur la paroi et rentrent dans le canal, d'autres restent au fond du sac. Dissection, réduction; ils formaient des anses à cause de leur longueur, mais ils restent réduits. Suture séparée de la dure-mère et de la peau. 5 ans 1/4 après l'enfant est très bien.

Obs. 310. — Bayer. *Prager med. Woch.*, 1890. — Un an. Tumeur dorso-lombaire du volume d'une noix, peau normale, un peu amincie; communication avec le canal sous forme de fente.

31 octobre. Après incision latérale du sac, on voit un cordon épais comme une plume de corbeau traversant d'avant en arrière le sac et s'insérant au sommet, séparation du sac, 10 sutures au catgut.

5 novembre. Les sutures externes sont enlevées.

Le 9. Frissons.

Le 12. L'enfant est ramené, la tumeur s'est reproduite, cicatrice distendue, fluctuante au sommet.

Chloroforme. Toute la cicatrice est enlevée avec le reste du sac recroquevillé après ligature du pédicule.

Suture de la peau.

Dans la masse cicatricielle extirpée, on n'a pas trouvé de communication avec le boudin de dure-mère lié.

Au centre on voyait une suture de catgut non résorbée et une suppuration formant une cavité qui simulait une récidive.

Obs. 311. — Gussenbauer. *Prager med. Woch.*, 1890. — Fille, 15 jours, bien développée, pas de paralysie; tumeur sacrée 15 centim. de diamètre, présentant les caractères d'une méningo-myélocèle. Le tégument mince au milieu d'une tumeur plate est enfoncé en ombilic. La tumeur augmente par les cris de l'enfant. A la base on sent un orifice losangique dans le territoire des deux dernières lombaires et de la première sacrée.

15 novembre. Le détachement de la peau du sac d'avec la dure-mère est difficile à cause d'adhérences intimes.

Le sac est incisé par le côté. Toute la portion terminale de la moelle qui est dans le sac est adhérente au sac par une toute petite partie du milieu de la surface postérieure, de sorte que la queue de cheval traversait ce sac par un cercle convexe en arrière, jusqu'à l'angle inférieur de l'orifice sacré, disposition qui expliquait la dépression ombiliquée et l'intégrité des fonctions motrices de la partie inférieure de la moelle.

Cette partie fut séparée avec soin sans lésion de la moelle, excision du sac.

7 catguts sur la dure-mère.

13 catguts sur les masses sacro-lombaires formant 2 lambeaux latéraux dont on réunit les bords. Puis j'ai fait parallèlement au bord des muscles mentionnés, à 1 centim. en dehors des deux côtés, une incision profonde dans la substance musculaire rendant le muscle mobile.

8 catguts sur la peau.

Guérison assez rapide, retardée par un peu de sphacèle.

26 décembre. Guérison solide.

L'enfant est devenu très fort, cicatrice cutanée transversale. On reconnaît dans le milieu 4 ventres musculaires par leur contraction.

La fermeture est solide. Les cris et la pression ne donnent aucune tension.

Obs. 312 (inédite). Communiquée par M. le Dr Picqué, chirurgien des hôpitaux. — Mad. L..., âgée de 26 ans, nous présente le 21 octobre 1890, son enfant âgé de 15 jours et porteur d'un énorme spina-bifida.

Nous le recevons à l'hôpital Lariboisière, dans le service de M. le Dr Périer, que j'avais l'honneur de remplacer, salle Gosselin, n° 20.

Antécédents de la mère. — Grands-parents paternels : père mort jeune ; mère morte, 99 ans ; 10 enfants bien conformés.

Grands-parents maternels inconnus.

Mère âgée de 49 ans ; père âgé de 54 ans ; bien conformés.

La mère de l'enfant a eu 2 sœurs, l'une morte à 8 ans, l'autre à 13 ans ; l'une et l'autre bien conformées. Pas de fausse couche.

Antécédents du père. — Grands-parents inconnus.

Père âgé de 60 ans. Mère âgée de 48 ans. 10 enfants bien conformés.

Antécédents personnels de la mère. — 2 enfants, pas de fausse couche. L'un a 2 ans 1/2, est bien conformé ; l'autre est le petit malade.

Sa dernière grossesse a été normale ; une chute en arrière vers milieu de la grossesse. Jamais de douleurs. Accouchement au 9e mois. L'enfant est né à terme, le 7 octobre 1890 ; à la naissance, au niveau de la région lombaire sur la ligne médiane, on remarque une sorte d'inflammation de la peau, semblable à une brûlure ; 2 jours après, apparaît une tumeur déjà volumineuse qui prend par la suite, un développement considérable encore.

Au moment de son entrée, la tumeur est oblongue et occupe la région lombaire dans toute son étendue en recouvrant par son extrémité inférieure la partie inférieure du sacrum. Son grand diamètre mesure 8 centim., son étendue transversale est de 6 centim. La surface de la tumeur présente des particularités importantes. La surface est hémisphérique ; au niveau du pôle antérieur existe une surface allongée de 3 centim. environ dans ses principaux diamètres, déprimée notablement et au niveau de laquelle le tégument n'existe pas ; c'est une surface rouge, bourgeonnante et ressemblant à une plaie en voie de cicatrisation. La consistance de cette surface est assez grande, surtout quand on la compare à celle des parties adjacentes. Autour de ce point et jusqu'à la base de la tumeur, existe une bande concentrique dont les caractères sont bien différents.

Le tégument est d'une minceur extrême, transparent et semblable à la paroi d'un kyste séreux. Sa coloration tranche par sa pâleur sur la partie centrale ; par places cependant, elle présente une teinte noirâtre d'aspect gangreneux. La tumeur est absolument sessile et tient à la colonne vertébrale par toute l'étendue de sa longueur et de sa largeur ; on ne sent pas au niveau de sa base le contour osseux de l'orifice ou de la fente qui la fait communiquer avec le canal rachidien. Sa consistance est molle, fluctuante, elle tend à augmenter sous l'influence des cris et des efforts de l'enfant. Elle n'est cependant pas réductible sous la pression des doigts et cette pression qui doit être modérée sous peine de rupture, ne détermine aucun phénomène cérébral appréciable.

L'enfant est d'ailleurs robuste et ne présente aucune malformation du squelette ; il n'existe pas d'hydrocéphalie ; les membres jouissent de tous leurs mouvements.

L'opération proposée à la mère est acceptée et pratiquée le 23 octobre. Notre excellent maître, M. le Dr Berger a bien voulu nous assister.

Une incision circulaire est pratiquée sur la bande transparente de la tumeur, un liquide séreux s'en écoule. La portion centrale déprimée et bourgeonnante est tapissée à la face profonde d'une paroi kystique excessivement mince qui se continue sur la bande transparente adjacente à la base et dont on peut la détacher facilement, mais qu'on ne peut que difficilement suivre jusqu'au contour de la fente osseuse.

Quoi qu'il en soit, cette portion transparente et sous-jacente à l'enveloppe externe est cloisonnée par des brides absolument transparentes qui n'occupent que la portion centrale de la poche et viennent s'insérer au pôle antérieur de la tumeur. Ces brides sont mélangées à des filaments blancs nacrés, aplatis qui partent en grand nombre des parties latérales de la base d'implantation en dehors de la fente osseuse, viennent s'insérer au même point et forment avec les précédents un lacis inextricable. Ces derniers sont considérés par M. Berger comme des tendons émanés des muscles des gouttières latérales ; nous acceptons volontiers cette opinion, mais nous tenons à faire remarquer qu'ils traversent la poche et ne sont pas situés à la périphérie de la portion saillante.

Ces rubans aplatis sont détachés facilement de la paroi bourgeonnante avec la paroi kystique sur laquelle ils s'inséraient ; ils n'ont donc pu être examinés histologiquement. La fente osseuse comprend toute la portion lombaire du rachis et se prolonge sur le sacrum à la base duquel elle constitue une forte encoche allongée d'un centimètre environ. Cette fente est large d'un centimètre ;

on ne trouve pas sur ses bords les tubercules osseux équidistants, vestiges de la division des apophyses épineuses qui semblent absolument manquer ainsi que les lames. L'espace libre forme par la fente est absolument fermé par une membrane en apparence résistante qui empêche tout accès dans le canal rachidien. Nous avons déjà dit que les filaments blancs nacrés n'émanaient pas de ce point, mais des parties latérales de la fente. Il n'en est pas moins vrai qu'il doit exister dans cette lame fibreuse quelques trous petits impossibles à reconnaître ni par le toucher ni par la vue. Quoi qu'il en soit, il ne s'est écoulé aucune quantité de liquide appréciable au cours de l'opération. Tous les filaments réduits au niveau de la fente à laquelle ils adhéraient, nous procédons à la résection de la portion gangreneuse de la bande transparente adhérente à la base. Puis les 2 portions opposées sont réunies par 8 points de suture au crin de Florence. Pansement à la gaze iodoformée. Il n'existe aucune paralysie des membres inférieurs. Le lendemain le pansement est renouvelé, il n'a pas été souillé.

Le 26. Le pansement ayant été un peu souillé par l'urine, la plaie lavée avec la solution boriquée à 3 0/0, un pansement humide remplace la gaze iodoformée.

Le 30. Les points de suture sont retirés, il existe un peu de sphacèle à l'angle inférieur. Désunion dans l'étendue de 2 points inférieurs de la suture.

L'enfant pendant quelques jours s'alimente assez mal : il a de la diarrhée et quelques vomissements. Le 19 novembre, il sort complètement guéri et dans un état général très satisfaisant.

L'examen du liquide a été pratiqué par M. Patein, pharmacien en chef de l'hôpital Lariboisière, qui a bien voulu me remettre la note suivante :

Liquide de teinte rosée, teinte due à un peu de sang.

Réaction neutre.

Matières fixes...........................	13.80	par kilogr.
Sels anhydres...........................	8.40	—
Chlorures...............................	6.40	—

Les matières albuminoïdes ne sont pas coagulées par l'ébullition, en présence de 2 gouttes d'acide acétique ; la faible quantité de liquide n'a pas permis le dosage, mais l'albumine existe en proportions notables.

La quantité de sels et de matières fixes de ce liquide sont à peu près les mêmes que celles du liquide céphalo-rachidien, mais il en diffère par sa réaction neutre et la nature des matières albuminoïdes.

Nota. — Au moment où j'ai présenté l'enfant à la Société de chirurgie (décembre 1890), il offrait 2 phénomènes importants : 1° une augmentation notable des diamètres de la tête, si souvent signalée dans le spina-bifida ; 2° une paraplégie totale. N'ayant pas revu l'enfant depuis l'opération, il ne m'est pas possible de dire à quelle époque remontent ces complications, la mère n'a rien pu me dire à ce sujet, l'état général est bon.

Obs. 313, (inédite). — Fille née le 19 novembre 1890. Pas d'antécédents de famille.

Tumeur congénitale grosse comme la moitié d'un œuf de poule, sessile, située sur le côté droit du sacrum, empiétant un peu sur la ligne médiane, mollasse, fluctuante, légèrement réductible par la pression, sans que l'enfant manifeste de gêne notable, se tendant un peu par l'effort, les cris. Quand on la déprime, on arrive dans un orifice admettant le petit doigt. La peau épaisse, saine, non adhérente, glisse sur la tumeur qui n'est pas transparente.

Pas de paraplégie, ni d'hydrocéphalie.

13 janvier 1891. M. Périer fait une incision transversale de 6 millim. Dissection de la poche jusqu'au pédicule, incision. Parois très épaisses. Rien dans le sac. Ligature en chaîne et excision.

La nuit qui suivit l'opération fut mauvaise. Le lendemain l'enfant était remis et tetait bien.

Le 21. On enlève les fils ; sort guéri le 26 sans autre incident qu'un peu de pus sur le trajet d'un fil.

Obs. 314. — Cockbury. *Am. journ. of med. sciences*, 1890. *Journal de Hayem*, 1891. — Enfant du sexe masculin. Dès sa naissance on remarqua une petite tumeur siégeant au niveau du sacrum, et du volume à peu près d'un demi-œuf de poule. 2 mois plus tard la tumeur avait atteint 8 doigts de circonférence, transparente dans presque toute son étendue, réductible à la pression sans déterminer de troubles nerveux. Le 14 novembre, incision elliptique circonscrivant toute la tumeur et faite dans les tissus sains. Dissection attentive du rachis bien fermé, sauf à la partie inférieure où la paroi était remplacée par des bandes de tissu fibreux, résistantes, rattachant la tumeur au sacrum. L'ouverture du sacrum étant reconnue, on détacha de tous côtés le pédicule de la tumeur du tissu fibreux dense qui l'entourait. Le pédicule sortait d'une ouverture ayant 1/2 doigt de diamètre au niveau de la première vertèbre sacrée. La tumeur fut alors comprimée légèrement de façon à faire rentrer dans le canal le plus de liquide possible, et on jeta une ligature de catgut sur le pédicule. Au moment où la ligature fut serrée, on produisit un mouvement subit d'extension avec raideur des membres inférieurs, accompagné de troubles respiratoires. Avec un trocart, ponction dans la tumeur et issue de 3 onces de liquide cérébro-spinal. On disséqua aussi scrupuleusement que possible les filets nerveux contenus dans la tumeur, puis on les réintroduisit dans le canal rachidien. Résection du sac. Sutures profondes et superficielles. Erysipèle qui, parti de la plaie, s'étendit à toute la jambe droite. Malgré cette complication, guérison complète.

Cette observation renferme un point assez obscur. Comment après avoir serré la ligature, Cockbury a-t-il pu réduire les nerfs dans le canal à moins qu'il n'ait enlevé cette ligature pour en remettre une autre ensuite.

Décès.

Obs. 315. — Burlius. Hygiea. — 10 mois, pesant 9 livres à la naissance, bien portant. Paralysie de la jambe gauche, insensibilité des 2 jambes, incontinence d'urine et des matières fécales. Tumeur lombo-sacrée de 11 × 12 cent., peau épaisse couverte de poils. Mobile.

Opération, 9 août. Incision de la peau sur les deux côtés et dissection de la tumeur jusqu'à sa base, ponction incision à 1/2 cent. de la ligne médiane. Orifice de communication de la grandeur d'une pièce de 1 cent., pas d'éléments nerveux à l'intérieur du sac. Excision, suture des méninges et de la peau.

Les sutures sont enlevées le 20 août.

Suppuration. Le 9 septembre, on gratte la plaie avec la curette et on retire un long fil de soie.

Mort de rougeole en octobre, avant guérison complète.

Obs. 316. — Holmes. — Fille de 8 ans bien portante. Spina-bifida sacré, peau très mince, ouverture large, plusieurs ponctions. Dissection des parties molles recouvrant le sac, incision du sac sur un des côtés de la ligne médiane. Comme il ne renferme pas de nerfs, ablation de la poche, réunion des méninges au fil d'argent, suture des parties molles par-dessus. Méningite. Mort.

Obs. 317. — Reboul. *Bull. Soc. anat.*, 1887. — Spina-bifida dorso-lombaire, sessile, arrondi, fluctuant, réductible, translucidité peu marquée, pas de paralysie, prolapsus rectal.

11 jours. Le 20 juillet, M. Prengrueber enlève la tumeur. Mort le 30 de méningite. La suture avait été faite sans se préoccuper d'adosser les séreuses.

Les nerfs de la queue de cheval se terminent en faisceaux et s'étalent à la face profonde de la peau et des méninges accolées sur la ligne médiane.

Obs. 318. — Boyer. *Prager Med. Woch.*, 1889. — Enfant faible, 10 jours, atteint de diarrhée causée par les aliments qu'on commence à lui donner. La peau des organes génitaux et des extrémités inférieures est couverte d'excoriations et d'urine. Dans la région lombo-sacrée, siège une tumeur de la grosseur d'une pomme avec les caractères d'une méningo-myélocèle. La base légèrement rétrécie s'étend de la 4e lombaire à la 3e sacrée et a un périmètre de 16 cent., de cette base, la peau tuméfiée et rouge s'étend à 1 cent. au delà de l'équateur de la tumeur et se continue au niveau d'une ligne irrégulièrement dentelée avec le tégument mince et transparent. Au centre de cette mince pellicule, au sommet de la tumeur se trouve une ulcération, point de départ de l'inflammation des téguments.

Par la palpation, on arrive à la base de la tumeur sur une perte de substance de la colonne vertébrale au niveau des deux dernières lombaires et des deux premières sacrées ; cette dépression a la largeur d'un doigt. La tumeur est compressible et bombée quand l'enfant crie. Il n'y a pas de paralysie des membres ni des sphincters.

24 janvier, chloroforme, nettoyage de l'ulcération, 2 lambeaux latéraux furent

taillés dans la surface cutanée de la tumeur et le pédicule mis à nu. L'enfant tourné sur le ventre (pour éviter un écoulement du liquide cérébro-spinal) une petite ouverture fut faite au sac.

On put alors voir sur la face postérieure la queue de cheval étalée en face du point occupé extérieurement par l'ulcération, l'ouverture une fois agrandie, on procéda à la libération des nerfs de la queue de cheval qui étaient un peu adhérents à cause de l'inflammation propagée de la surface.

Deux petites artères furent liées à l'extrémité de la queue. Pendant la durée de ces manifestations, le Dr Rein qui donnait le chloroforme n'a pu saisir aucun changement du côté du pouls, ni des pupilles. Un moment, la respiration fut irrégulière, mais redevint normale aussitôt après l'administration d'une nouvelle dose de chloroforme. Pas de secousses des extrémités. La queue de cheval libérée fut réduite dans le canal vertébral et le sac excisé en laissant 2 petits lambeaux de dure mère que l'on sutura par-dessus. Fermeture exacte de la plaie extérieure à l'aide de 4 sutures profondes musculaires et suture exacte des lambeaux cutanés très courts.

Le 5e jour les sutures sont enlevées, un peu de sphacèle de la peau. 10 jours plus tard, il s'écoule par un point de suture inférieur un peu de liquide rachidien, un fil de soie s'élimine par là et la plaie est définitivement cicatrisée. L'état général s'améliore beaucoup, aucun accident du côté de la moelle.

L'enfant est mort 2 mois après l'opération, la cicatrice non protégée s'était ulcérée dans son tiers supérieur. Hydrocéphalie, paralysie faciale gauche et du membre supérieur gauche. Les extrémités inférieures, le rectum, la vessie sont intacts.

Obs. 319. — Hildebrand. *Deutsche Zeitsch.*, 1889. — Un an, tumeur lombo-sacrée, grosse comme un œuf d'autruche, ponction, incision du sac qui renferme des nerfs, dissection et réduction. Hildebrand n'a pas vu un seul nerf revenir dans le canal, ils se terminaient tous dans la poche. Mort. A l'autopsie, l'extrémité inférieure, grosse comme le petit doigt était dans l'orifice de communication. De cette extrémité médullaire partaient des nerfs contenus dans le canal.

Obs. 320. — Hildebrand. *Deutsche Zeitsch*, 1889. — 5 semaines, tumeur lombaire, incision de la peau qui se sépare du sac, dissection du sac. Incision du sac, on voit la moelle. Excision d'une partie ovalaire du sac. Mort en 2 jours.

A quelques centimètres au-dessus de l'orifice la moelle devient asymétrique. Sa moitié gauche beaucoup plus petite se sépare de la droite et sort par la fente du canal rachidien, elle s'y épanouit et au-dessous de la fissure se réunit à la droite. Avant d'atteindre le filum terminale l'asymétrie a disparu.

Obs. 321. — Hildebrand. *Deutsche Zeitsch.*, 1889. — Tumeur lombaire. Incision de la peau, 2 sacs. Le droit ne contient pas de nerfs, celui de gauche contient des nerfs dont la blessure produit des contractions dans les membres inférieurs, une partie de la poche est excisée, 2 jours après mort de méningite, paraplégie mais non immédiate.

Obs. 322. — Schauta. *Prager med. Woch.*, 1890. — Fille, 4 jours. Tumeur sacrée grosse comme une pomme. La base contient de la peau normale cessant vers l'équateur. Le sommet est pris dans un tissu mou, tremblotant, granuleux. La tumeur s'étend de la dernière lombaire à la 3e sacrée.

Paraplégie, prolapsus vaginal, 24 juillet 1889. Incision circonscrivant l'ulcération, détachement de la peau jusqu'à la base. Incision du sac méningé par le côté droit. Le sac contient une cuillerée à café de liquide céphalo-rachidien.

A travers le sac on voit 4 cordons qui paraissent nerveux.

La communication avec le canal rachidien est fermée par le cordon.

L'essai de détacher l'arachnoïde et les rubans nerveux ne réussit qu'en partie.

Pour simplifier elle est enlevée avec les rubans nerveux parce que ces derniers se terminent dans le sac. On voit cependant un de ces cordons rentrer par la paroi antérieure du sac dans le rachis.

Enlèvement du sac jusqu'à la base dont les bords, après ligature de 3 rameaux artériels, sont suturés. Suture de la peau.

Jusqu'au 27 tout va bien, la plaie se ferme sans réaction.

En août une suture se détache, ouverture fistuleuse, liquide clair, puis trouble hydrocéphalie. couvulsions, mort.

Cette série nous donne 15 succès et 8 décès, ou plutôt 7. L'observation de Holmes étant trop vieille pour qu'on en tienne compte. L'excision sans ouverture exploratrice donne, défalcation faite des cas anciens, 16 succès, 9 décès, la même proportion. L'ouverture du sac, l'exposition plus prolongée à l'air, les manipulations qu'on fait subir aux cordons nerveux n'augmentent donc pas la gravité du pronostic.

Les décès sont attribués à :

Rougeole, 315.

Méningite, 316, 317, 321, paraplégie avant la mort.

Hydrocéphalie, 318, 322.

Sans cause déclarée, 319, 320.

Parmi les succès :

3 ont été revus, 308, 309 au bout de 7 et 5 ans, 311 est devenu très fort.

On n'a pas eu de détails sur 302, 305, 307, 310, 313, 314 d'ailleurs opérés trop récemment, du moins ces derniers.

299 a eu de l'hydrocéphalie qui a guéri.

300, guéri est mort un mois après, faute de soins.

306 guéri et très bien portant est mort un an après d'une affection étrangère.

301 a présenté cette particularité rare d'une hémorrhagie assez abondante pour nécessiter 20 ligatures.

304 et 312 ont eu de la paraplégie consécutive à l'opération. 312 a eu en outre de l'hydrocéphalie. Nous ne savons à quoi attribuer cette paraplégie.

La paraplégie de 304 semble bien reconnaitre pour cause une méningite et peut-être formation de brides comprimant la moelle, l'enfant a eu 40°, des convulsions, de l'écoulement de pus.

Dans l'injection de Morton, nous avons relevé assez souvent cette paraplégie post-opératoire. Il y a tout lieu de la rapprocher de celle du n° 304 ; dans les 2 cas il y a inflammation due à l'iode ou à un agent infectieux et probablement compression consécutive de la moelle ellemême et non des nerfs contenus dans la tumeur. Ce qui semble encore confirmer cette opinion, c'est l'observation suivante calquée sauf l'origine sur celle du n° 304.

Obs. 323. — Jones. *Brit. Med.*, janvier 1891. — 22 ans, a été obligé d'abandonner ses occupations à cause de crampes dans la jambe gauche ; il ne travaille plus depuis deux ans. A gauche pied bot, ténotomie du tendon d'Achille, résection de la tête de l'astragale et de la partie postérieure du cuboïde. La plaie guérit très lentement. Il sort pouvant marcher imparfaitement. Douleurs dans le pied droit, abcès, ulcérations, pied bot. On découvre un spina-bifida occulte à la partie supérieure de la région sacrée. Divers troubles de la sensibilité de la miction.

Le patient se rappelle que sa mère lui a parlé autrefois de son spina-bifida, mais il a guéri complètement et le malade ne ressentant aucune gêne, pouvait jouer avec les enfants de son âge. On découvre la queue de cheval que l'on trouve comprimée par une bande de tissu fibreux de 1 centim. de large continue par son bord inférieur avec le tissu cicatriciel qui représentait l'ancien spina-bifida libre par le supérieur. Excision. La queue de cheval portait des traces de compression. Opération du pied bot. Le malade quitte l'hôpital marchant sans peine.

Voilà un malade auquel une intervention heureuse parce qu'elle était logique a conservé ses deux jambes. C'est un encouragement à s'occuper de ces paraplégies qui, reconnaissant peut-être la même cause, seraient justiciables du même traitement.

OPÉRATIONS PLASTIQUES

A. — *Sans excision du sac.*

Obs. 324. — Maire. *Bull. thérap.*, 1846. — Après avoir ponctionné la tumeur, il fait de chaque côté de la ligne médiane, un repli de la peau qu'il avive et sur chacun de ces replis pratique la suture en adossant les surfaces cruentées. Mort le 14e jour.

Obs. 325. — Koch. *Mittheil. uber Pragen der Wiss. med.*, 1881. *Rapp. du comité de Londres.* — Tumeur lombo-sacrée, hydrocéphalie, paraplégie, deux lambeaux de peau furent réunis sur la tumeur. Guérison. L'enfant mourut 8 semaines après d'hydrocéphalie sans signe de méningite.

Le comité de Londres range cette observation parmi les opérations plastiques. En l'absence de plus amples détails, il est difficile de s'en rendre compte.

Obs. 326. — Borlasse. *Med. Times and Gaz.*, XXXVI. — 1 mois, tumeur lombo-sacrée du volume d'un œuf de pigeon. La peau fut disséquée du sac. La partie la plus voisine repliée dans le canal rachidien et la peau réunie au-dessus par des épingles à bec-de-lièvre. Pendant l'opération le sac fut piqué en deux ou trois endroits. Plusieurs fois l'enfant eut des convulsions. Mort le deuxième jour.

B. — *Avec excision du sac.*

Voir n° 311. Guisenbauer après avoir libéré les muscles sur les côtés les suture sur la ligne médiane de façon à former au sac une couverture musculaire. Les muscles sont restés dans leur nouvelle position puisqu'on reconnait dans le milieu 4 centres musculaires par leur contraction.

Obs. 327. — Robert Hayes. *New-York med. rec.*, 1883. *Journal de med. et ch. pratiques*, 1883. — Fille de 9 semaines, bien portante. Tumeur dorsale du volume d'un œuf de poule. Chloroforme. Ponction du sac, il s'écoule peu de liquide, la dissection montra 2 sacs superposés, le 1er sac ne communiquant pas avec les méninges. Lors de l'ouverture du vrai sac il y eut une syncope prolongée. Après excision 6 points de suture au catgut furent placés sur les méninges. 20 greffes de périoste de lapin. Des sutures superficielles furent faites ensuite. Guérison rapide. Ecoulement du liquide céphalo-rachidien jusqu'au 10e jour. Onze mois après, l'enfant avait bonne apparence. La tumeur était réduite de volume de plus de moitié. Au siège de l'opération pas de production osseuse, mais une certaine résistance.

Obs. 328.— Mayo Robson. *London cl. Soc.*, 1885. — Enfant bien portant 6 jours ; tumeur lombaire du volume d'une orange. Sac très fin, enflammé et près de se rompre. Anesthésie. Incision verticale de chaque côté de la tumeur à environ 1 cent. de sa base, dissection des téguments d'avec les méninges jusqu'aux lames vertébrales, ce qui demanda beaucoup de soin à cause de la minceur de la membrane. Incision avec des ciseaux fins qui servirent aussi à enlever l'excès des membranes. La queue de cheval est couchée dans le canal rachidien. J'avais de chaque côté 2 replis de largeur différente, les 2 replis méningés de 3/4 de pouce et 1/2 pouce, les 2 cutanés de même largeur, mais tandis que le lambeau méningé large était à droite, le lambeau cutané large était à gauche. Les sutures faites, les 2 lignes de réunion n'étaient pas superposées. Dissection du périoste du fémur et du frontal d'un lapin. Ce périoste fut placé avec couche ostéogène sur les méninges fermées, suturé aux lames de chaque côté et aux vertèbres supérieures et inférieures.

Petit défaut de réunion par lequel on voit que le périoste a bourgeonné. Mort à un an, après un jour de maladie sans convulsion. Pas d'autopsie.

OBS. 329. — DOLLINGER. *Soc. med. de Buda-Pesth.* 1886. *Journal des sciences médicales.* — Fille portant au moment de la naissance une tumeur grosse comme un œuf au niveau de la 5e lombaire. A l'âge de 2 ans, ponction et inflammation du sac.

A 5 ans, tumeur lombaire à base large, transparente, 6 centim. de circonférence, contraction des extrémités inférieures incontinence d'urine et des matières fécales.

Ponction, incision du sac qui renferme quelques minces filets nerveux, excision. Suture de la dure-mère qu'on détache des bords de l'orifice osseux. L'apophyse épineuse de la 5e lombaire faisant défaut, l'auteur rapproche autant que possible les arcs de cette vertèbre après les avoir fracturés et les suture l'un à l'autre.

Suture de la peau, guérison, la contracture ne reparaît pas.

OBS. 330. — SENENKO. *Centrabl. f. ch.*, 1889. — Après énucléation de la tumeur il fit, le long des bords du sac, 2 incisions longitudinales pénétrant jusqu'à l'os et distantes de 2 travers de doigt en dedans de l'articulation sacro-iliaque, puis il enlève 2 ponts osseux de 2 centim. de large environ, formés par les restes des arcs et de l'épine ; il les sépare en haut et en bas de l'aponévrose, les repousse en dedans jusqu'au contact. Suture en étage à 3 plans des bords de la fente osseuse, de l'aponévrose et des téguments externes. Guérison par première intention. Le sac énucléé contenait une partie de la queue de cheval et pendant l'opération quelques rameaux des nerfs sacrés furent sectionnés. Le résultat fut néanmoins très satisfaisant. Au bout de 4 mois, la face postérieure du sacrum était représentée par une masse osseuse uniforme, insensible à la pression ; il n'y avait incontinence ni d'urine, ni des matières. L'atrophie des muscles, des membres inférieurs a disparu le malade marche sans fatigue.

Pour apprécier la fréquence relative des divers spina-bifida, faisant le relevé de 330 obs. on voit que le siège est indiqué 297 fois et que ces tumeurs se décomposent en :

Cervicales	22
Cervico-dorsales	2
Dorsales	25
Dorso-lombaires	6
Lombaires	125
Lombo-sacrées	49
Sacrées	66
Coccygiennes	2
	297

CHAPITRE V

Indications et contre-indications. Choix du procédé.

Nous arrivons maintenant à la partie la plus difficile du sujet, la question des indications et contre-indications et le choix du procédé opératoire. Toute intervention opératoire suppose une anatomie pathologique bien établie, c'est elle qui permet au chirurgien de prévoir les obstacles qu'il rencontrera sur son chemin, et un diagnostic exact qui peut s'obtenir seulement à l'aide de connaissances anatomo-pathologiques précises dont on fait l'application à un cas déterminé. Ce diagnostic si désirable est ici dans la majorité des cas impossible, et l'anatomie pathologique du spina-bifida, malgré le grand nombre d'autopsies pratiquées renferme un point qui est loin d'être éclairci, la valeur des éléments nerveux que l'on trouve dans le sac.

La constitution de la poche, l'intégrité de la peau peuvent faire préférer telle intervention à telle autre, on se rend compte par la vue de l'étendue des ulcérations; la qualité du liquide est d'après les Anglais un élément assez important dont on peut tirer parti pour le diagnostic, l'analyse chimique permet de savoir s'il y a du sucre ou non; l'étendue de l'orifice de communication du sac avec la cavité rachidienne s'appréciera par la palpation avant ou après ponction si le sac est trop tendu; mais la présence et surtout la valeur des éléments nerveux renfermés dans le sac, comment s'en rendre compte ?

Des éléments nerveux, il y en a presque toujours, du moins dans les spina-bifida lombaires et sacrés qui constituent la grande majorité de ce genre de tumeurs, P. Gould en a trouvé 22 fois sur 23. Houel sur 30 ou 40 tumeurs qu'il a examinées avec Cruveilhier a toujours trouvé des nerfs assez petits, le plus souvent volumineux. Sur certains même, la tumeur comprenait une partie de la moelle. Sur 125 tumeurs qu'il a examinées, le comité de Londres n'a trouvé que 10 méningocèles pures.

Ces nerfs, cette moelle on peut les tirailler les disséquer, les réséquer même au besoin et l'enfant ne s'en porte pas plus mal. C'est là quelque chose dont on se rend compte difficilement, et qu'on peut expliquer seulement par une des deux hypothèses suivantes ; ou les chirurgiens n'avouent pas les paraplégies qu'ils ont eues, ou l'anatomie pathologique du spina-bifida est incomplète.

Nous n'avons ni l'intention ni les moyens de la refaire, mais cette question de la valeur des éléments nerveux contenus dans le sac est trop intéressante et trop importante pour qu'il soit permis de la passer sous silence.

A la séance de la Société de chirurgie du 3 mai 1876, M. Polaillon prenant la parole à la suite du rapport de M. Périer soutenait contre MM. Guéniot et Houel la possibilité de réséquer les nerfs de la tumeur. « Il « est à peu près impossible de savoir si la poche contient du tissu nerveux, mais alors même qu'on le saurait, ce ne serait pas une raison « pour s'abstenir, car ces nerfs ne sortent pas de la tumeur et il n'y a « pas d'inconvénient à les détruire.

« ... Les hydrorachis contiennent parfois une portion du système nerveux ; lorsque ces nerfs ont une certaine importance les malades sont « presque toujours atteints de vices de conformation. Si les malades sont « bien conformés on est autorisé à croire que ces nerfs ne vont pas au « delà de la tumeur. »

Laffitte, de Coutras, à la suite de sa communication de 1878 écrivait : « Pour expliquer cette absence de troubles nerveux de quelque côté que ce soit du membre inférieur, il faut bien admettre que la moelle épinière ou la queue de cheval sectionnée n'est pas toute dans la tumeur, mais qu'une autre division plus importante innervant les régions sous-jacentes reste dans le canal rachidien. Le spina-bifida ne serait donc pas toujours caractérisé par la division des vertèbres avec issue par l'ouverture d'enveloppes rachidiennes, de filets nerveux et de sérosité, mais aussi par la division en tronçons plus ou moins nerveux, plus ou moins utiles de la moelle et de la queue de cheval, les uns se perdent dans la tumeur, les autres restent dans le trou vertébral. L'esprit et la raison se refusent totalement à admettre que le mouvement, la sensibilité et la vie puissent subsister au-dessous d'un point où la moelle aurait été complètement sectionnée ». Cette disposition existe, une autopsie que nous publions la reproduit absolument telle que Laffitte l'avait entrevue, et ces paroles pourraient être inscrites en tête de ce chapitre.

Depuis cette époque les observations analogues se sont multipliées et des chirurgiens anglais et allemands vont jusqu'à prétendre qu'on peut sectionner les nerfs de la queue de cheval, il est bien probable que Hurd qui parle ainsi, n'a pas sectionné la queue de cheval, mais simplement comme Laffitte de gros nerfs qui se perdaient dans la tumeur. La même réflexion peut s'appliquer à Senenko quand il dit que l'ablation des éléments nerveux qui se trouvent au niveau du sac n'amène aucun trouble fonctionnel des organes. C'est une exagération, et il existe au moins une observation, celle de Vogt, n° 265, dans laquelle on voit la section de rameaux nerveux amener une paraplégie immédiate, et nous citerons quelques autopsies dans lesquelles l'excision du sac eût probablement amené le même résultat.

Quoi qu'il en soit, donnons un résumé de l'anatomie pathologique telle qu'on la trouve dans les livres classiques et nous tâcherons ensuite de trouver l'origine de son désaccord avec la clinique.

M. Duplay, 1878 « Le plus souvent l'axe médullaire pénétrant dans la « poche à travers l'ouverture rachidienne y décrit une ou plusieurs « inflexions, contracte des adhérences avec un point du canal et traver- « sant sa cavité vers sa paroi antérieure rentre dans le canal vertébral ».

Il est évident que dans ces cas la section de la moelle amènerait une paraplégie.

« D'autres fois elle vient s'insérer sur la paroi postérieure et s'y ter- « mine par une extrémité effilée ou un renflement claviforme... Enfin « on voit fréquemment la moelle dissociée et éparpillée en nombreux « faisceaux, parfois amincie en forme de membrane, elle double alors « la paroi interne du sac.

« Les nerfs rachidiens participent aux déviations de l'axe central. Ils « décrivent une série d'anses à convexité extérieure et viennent perforer « la paroi à des hauteurs variables ; quelques-uns rentrent dans le canal « médullaire en accompagnant la moelle. Comme après avoir perforé « la paroi du sac, ils vont former les racines des ganglions spinaux, il « s'ensuit qu'au milieu de l'irrégularité apparente de leur distribution, « ils constituent 2 séries presque rectilignes. Quelques-uns paraissent « avoir subi une véritable hypertrophie. Aucun d'eux ne se distribue à « la paroi du sac ».

Il est difficile de trouver dans ces lignes un mot pouvant autoriser la supposition qu'une section des nerfs contenus dans la poche ne s'accompagnerait peut être pas de paralysie.

M. Terrier 1878, reproduit à peu près cette description « les nerfs « décrivent des anses à convexité extérieure, perforent la paroi du sac, « s'y terminent ou bien vont former les racines des ganglions spinaux. « Aucun d'eux ne se distribuerait aux enveloppes de la tumeur ».

Il y a là deux phrases contradictoires. Si les nerfs se terminent dans les parois du sac, ils se distribuent forcément aux enveloppes de la tumeur.

Il est probable que M. Terrier en reproduisant sous une forme dubitative, l'affirmation catégorique de M. Duplay a voulu simplement donner sans qu'on put lui en attribuer la responsabilité, l'opinion de cet auteur, puisqu'il se met en contradiction avec lui par ce mot si important au point de vue qui nous occupe, *s'y terminent.*

MM. Tourneux et Martin, des examens auxquels ils se sont livrés, tirent des conclusions bien faites pour détourner de toute idée d'excision.

« La moelle épinière se dirige obliquement de haut en bas et d'avant « en arrière pour aboutir à la paroi même de la poche. Là elle perfore « la lame fibreuse interne et vient s'étaler entre cette membrane et la « face profonde de la peau formant ainsi une sorte de nappe médullaire « qui peut donner naissance comme la moelle proprement dite à des « filets nerveux.

« Les racines nerveuses formées par la moelle dans son trajet au « travers de la poche ne présentent jamais la disposition connue sous « le nom de queue de cheval. La plupart des auteurs qui après simple « incision de la tumeur ont signalé dans celle-ci la présence des nerfs « de la queue de cheval ne nous semblent pas avoir suivi exactement « la distribution de ces nerfs. Ils auraient reconnu certainement par « une dissection minutieuse que quelques-uns de ces nerfs loin de se « terminer dans les parois de la poche y prennent au contraire nais- « sance dans la moelle étalée et vont sortir par les trous sacrés après « avoir traversé la lame fibreuse externe ; que d'autres émanés de la « moelle remontent quelquefois dans le canal vertébral parallèlement « à cet organe et se dirigent vers les trous de conjugaison corres- « pondants ».

M. Kirmisson reproduit la description de MM. Duplay et Terrier.

« Quelquefois cependant les nerfs se terminent dans la poche » et il cite l'autopsie de Giraudeau.

Il faut avouer qu'à part le « s'y terminent » de M. Terrier et le « quelquefois les nerfs se terminent dans la poche » de M. Kirmisson, le chirurgien qui serait tenté d'exciser un nerf trouvé dans la poche d'un spina-bifida, ne rencontrerait guère d'encouragements dans les classiques français.

Le rapport du comité de Londres n'est pas beaucoup fait non plus pour l'engager dans cette voie :

« Dans la 1re partie de ce rapport, nous avons montré qu'une grande « proportion de spina-bifida renferment la moelle dans leur sac et cette « certitude ne peut être contredite par les cas observés, dans lesquels

« il n'y avait pas d'éléments nerveux dans le sac. Pour cette raison, « nous croyons qu'une intervention par laquelle on enlèverait la por- « tion verticale médiane de la tumeur doit être abandonnée. Nous con- « naissons la grande quantité de succès obtenus par la ligature et par « l'excision, mais nous ne saurions perdre de vue que ces opérations « exposent le patient aux graves dangers qui résultent de l'excision de « la moelle et des nerfs qui y prennent naissance. »

Un chirurgien anglais (*Lancet*, octobre 1886) adoptant les idées de MM. Tourneux et Martin faisait à Barton, à propos de l'opération 297, cette critique aussi acerbe qu'injustifiée :

« Je pense qu'il sera intéressant pour M. Barton d'apprendre que les « nerfs trouvés dans le sac ne passaient pas dans la paroi du sac, mais « en partaient, et que la partie médiane du spina-bifida représente la « corde spinale modifiée par la pression. L'opération de M. Barton équi- « vaut donc à une résection de la moelle. Dans de telles conditions, le « succès est impossible ».

Toute section de la moelle amène une paralysie, ici il n'y a pas eu paralysie, il est donc inadmissible qu'il y ait eu section de la moelle.

Quoi qu'il en soit, nous rapportons 21 observations d'opérations au cours desquelles on a trouvé des nerfs dans le sac, 10 fois ces nerfs furent réduits, 11 fois sectionnés et il n'y eut qu'une paraplégie. Dans 10 cas sur 11, les nerfs renfermés dans le sac étaient donc des nerfs inutiles, des éléments ayant la structure du tissu nerveux, mais non sa valeur physiologique. MM. Terrier, Kirminson signalent bien la possibilité de ce fait, mais pour le peu de développement qu'ils lui consacrent malgré son importance, ils ont l'air de considérer comme exceptionnelle une disposition qui, si nous en croyons la clinique, serait au contraire celle qu'on rencontre dans la majorité des cas.

Pour rendre compte de cette opposition entre l'anatomie pathologique et la réalité des faits nous n'avons pu trouver qu'une explication fort discutable, il est vrai, nous la donnons à défaut d'une meilleure.

Quand on lit les autopsies publiées dans les bulletins de la Société anatomique, dans le catalogue du Musée Dupuytren, dans le Rapport du comité de Londres, on ne tarde pas à s'apercevoir que la grande majorité des autopsies sont très incomplètes. Les auteurs publient des autopsies du sac et non du malade.

Ils décrivent minutieusement les courbes des nerfs dans le sac, leurs adhérences, leur épanouissement, leur font traverser la paroi du sac, quelques-uns, disent-ils, se dirigent vers les trous de conjugaison, et puis ils les abandonnent là. Les autopsies sont rares dans lesquelles on décrit l'origine des nerfs des membres, le mode de constitution des plexus. C'est ainsi que le Comité de Londres qui a examiné 125 spina-bifida donne le résultat de la dissection d'une trentaine de sacs, mais il n'y a qu'un cas dans lequel il décrive le mode d'origine des nerfs sacrés et lombaires; là il n'est pas douteux qu'une section des nerfs du sac n'eut amené de la paralysie. Le même résultat eut été obtenu dans les cas cités par Cruveilhier (*Atlas*, livr. XVI). La lecture du texte, l'examen des planches ne laissent aucune prise au doute. De même du cas de M. Broca (*Bull. Soc. an.*, 1887) quoique la description en soit bien courte «... cette tumeur dont on voit naître de chaque côté le nerf grand sciatique normal d'ailleurs dans son trajet ultérieur », du cas de Reverdin (*id.*, 1866) et c'est à peu près tout ce que nous avons pu trouver sur 60 ou 70 autopsies.

En voici une autre complète et absolument probante dans le sens opposé dont nous devons la communication à l'obligeance de nos collègues Civel et Matton :

« Spina-bifida rompu pendant le travail. Double pied bot. Mort au bout de 18 heures.

« Lorsqu'on examine la tumeur le sac ouvert, on aperçoit venant de la « partie supérieure de l'orifice du canal vertébral un gros cordon qui « vient s'insérer sur les parois du sac et s'y termine. Il représente assez « bien par son volume la terminaison de la moelle. Dans son parcours, ce « cordon abandonne de chaque côté des filets nerveux qui se divisent et « se subdivisent pour aller se terminer dans les parois de la poche. L'ex- « ploration du fond du sac au niveau de l'ouverture osseuse, soit à l'aide « de la vue, soit à l'aide du toucher, ne laisse rien distinguer qui puisse « faire croire que toute la moelle et ses rameaux ne sont pas dans le sac.

« Dans ces conditions : insertion de la moelle au fond du sac, divisions « successives des rameaux nerveux et terminaison dans les parois, impos- « sibilité de trouver quelque chose dans le canal vertébral, il restait à se « demander ce que devenaient les origines des plexus sacrés, c'est ce « qu'il était intéressant de déterminer au point de vue du traitement d'un « cas semblable.

« A la partie postérieure de la cuisse, nous avons fait une incision pour « rechercher le sciatique gauche; il était à sa place habituelle et nous « avons pu suivre son trajet vers le haut, trajet qui ne différait en rien du « trajet classique. Dans l'échancrure sciatique il se continuait avec les « branches du plexus sacré.

« A l'aide de forts ciseaux nous avons fait sauter la paroi antérieure du « canal sacré qui était normal et à l'aide de tractions sur la partie périphé-

« rique du sciatique nous avons constaté que l'effet de ces tractions se « portait non pas sur les extrémités nerveuses de la terminaison de la « moelle que nous voyions dans le sac car elles étaient complètement « immobiles, mais bien sur la moelle située au-dessus de l'orifice anor- « mal du canal vertébral; nous avons pu constater nettement le fait et vu « qu'en fait les branches originaires du sciatique étaient complètement « indépendantes de la hernie de la moelle. Elles suivaient leur trajet ha- « bituel, couchées profondement sur le plancher du canal vertébral.

« Le sciatique droit suivait exactementle même trajet, les cruraux sui- « vaient leur trajet normal.

« Au point de vue opératoire le cas est intéressant, parce qu'au premier « abord on aurait pu penser à une hernie complète de la moelle et de ses « terminaisons tandis qu'en réalité il n'en était rien. Il était possible de « réséquer les parties herniées sans nuire aumalade. »

Si on se fut contenté d'examiner le sac, on aurait vu la moelle, les nerfs arriver sur la paroi s'y aplatir, peut-être même en cherchant bien aurait-on trouvé au niveau du collet du sac quelques filaments blanchâtres qu'on eût envoyés vers les trous de conjugaison et on aurait eu une autopsie semblable à presque toutes les autres avec cette conclusion qu'il était impossible de réséquer le sac.

La même réflexion peut s'appliquer à l'autopsie suivante de Depaul (Holmes. *Thér. ch. des maladies de l'enfance*).

« L'ouverture terminale du canal vertébral était étroite et n'avait pas plus d'un centimètre de diamètre. Elle était traversée par la moelle épinière qui se portait en arrière en faisant en ce point un angle obtus et allant se terminer en s'y fixant à la face interne de la tumeur, un peu au-dessus d'une perforation produite par gangrène, de telle sorte que dans l'intérieur de la poche, on apercevait une colonne nerveuse formée par les nerfs de la queue de cheval et qui se portait d'arrière en avant traversant ainsi dans ce sens toute la cavité.

Au moment où cette partie de la moelle cessait d'être contenue dans le canal vertébral on voyait s'en détacher plusieurs filets volumineux qui rayonnaient dans tous les sens et allaient s'attacher à divers points de la face interne de la poche. D'autres, beaucoup plus courts, se dirigeaient vers les trous sacrés et pénétraient dans le bassin où ils formaient des plexus sacrés très réguliers. Il en était de même des plexus lombaires. »

Supprimons ces 2 dernières phrases, nous avons l'autopsie ordinaire. Rétablissons-les, nous avons l'autopsie complète, montrant les origines des plexus et les plexus eux-mêmes constitués d'une façon normale, faisant voir que tout ce qu'il y avait dans le sac de moelle et de nerfs était en quelque sorte du superflu, des organes surajoutés et inutiles qu'on pouvait réséquer sans crainte malgré leur volume.

L'autopsie de Giraudeau est analogue « La moelle épinière se terminait exactement au niveau des vertèbres malades et ses cordons dissociés pour former la queue de cheval se conduisaient dans le canal vertébral comme à l'état normal. Seul un de ces cordons s'introduisait dans la cavité du spina-bifida et venait s'insérer au fond de la poche au niveau de la dépression ombiliquée ; nous avons recherché en vain si après s'être inséré il se repliait sur lui-même ou rampait dans l'épaisseur de la paroi pour rentrer dans le canal vertébral. »

C'est la même disposition que dans les 2 autopsies précédentes, mais réduite à son maximum de simplicité ; au lieu d'un gros cordon nerveux d'où en partent de plus petits, il n'y a qu'un petit filet isolé.

Pourquoi n'appliquerait-on pas au spina-bifida les idées que M. Berger a émises dans la *Rev. chir.*, 1890, à propos de l'encéphalocèle.

« Certaines encéphalocèles... doivent être considérées comme des produits néoplasiques véritables... auxquels on pourrait donner le nom d'encéphalomes ».

Laffitte, de Coutras, en 1878, avait bien entrevu cette idée, mais il n'avait pas un nombre de faits suffisants pour l'établir.

Aujourd'hui on peut dire qu'à côté de la malformation de la colonne vertébrale il y a souvent malformation de la moelle ; c'est ainsi que Sutton, *Lancet*, 1888, parle, mais sans en citer d'exemples, de moelles bifides. Cette disposition existe dans les observations 67, 82, 320.

En résumé, le sac du spina-bifida peut contenir des nerfs de 2 ordres : 1° des nerfs provenant de la moelle, traversant le sac pour aller ensuite constituer les plexus, nerfs qu'on doit respecter ; 2° des nerfs inutiles qu'on peut impunément sectionner, de sorte que le diagnostic pour être complet doit se composer de deux parties : présence des nerfs, leur valeur.

PRÉSENCE DES NERFS

Du dépouillement de nos 330 observations, il est impossible de tirer une conclusion. Dans un assez grand nombre de cas on signale la présence des nerfs, dans quelques autres leur absence ; la grande majorité des observations étant muette à cet égard, on ne peut aboutir à une déduction sérieuse.

Toutefois un signe paraît à peu près certain, nous ne croyons pas qu'on l'ait vu induire en erreur, c'est la dépression ombiliquée de Virchow, dans tous les cas où on l'a trouvé la moelle était dans le sac. Il n'en n'est pas de même d'un autre qui lui ressemble cependant beaucoup, mais qui est beaucoup moins certain, le sillon médian qu'on rencontre quelquefois sur la tumeur.

Le diagnostic peut se baser sur :

1° *Le siège de la tumeur.* — A la région cervicale la moelle fait rarement partie de la poche, dans les cas où cela existerait, on rencontrerait la plupart du temps des troubles respiratoires, convulsions, etc.

A la région dorsale la moelle pénètre assez souvent dans la tumeur, y décrit une ou plusieurs inflexions et rentre dans le canal.

A la région lombaire on pourra rencontrer la moelle, le prolongement caudal de l'axe médullaire, la queue de cheval (th. Clément).

2° *L'aspect des téguments,* signe de Virchow. En outre, pour lui une vascularisation considérable et rougeur anormale serait le signe de l'adhérence de la moelle aux parois.

3° *La transparence.* Si la tumeur est transparente comme une hydrocèle on peut croire à une méningocèle pure (Koch). Dans l'hydrocèle combien de fois voit-on le testicule qui est pourtant plus gros que la moelle.

4° *La largeur* de l'orifice de communication. Il est évident que plus l'orifice sera petit moins il y aura de chances pour qu'il livre passage à la moelle ou aux nerfs.

Ces dimensions peuvent s'apprécier directement par la palpation avant ou après ponction.

Fleischmann (th. Clément) donne en outre les caractères suivants qui permettent de juger la grandeur de l'orifice.

a. Le degré de pression nécessaire pour faire disparaître la tumeur.

b. L'enfant étant couché la tête en bas, si l'orifice de communication est large la tumeur devient bientôt moins tendue ; elle se tend fortement quand l'enfant est placé debout.

c. Plus la fluctuation ressemble à la fluctuation d'un kyste, moins l'orifice est large.

5° *La palpation.* On doit croire à la présence de la moelle quand la fluctuation n'est pas bien nette et a quelques analogies avec celle d'un lipome. Si la tension n'est pas excessive on pourra sentir un cordon dur.

6° *Les troubles paralytiques ou autres.* On a vu plus haut l'opinion de M. Polaillon. Pour M. de St-Germain on a beaucoup exagéré l'importance des symptômes de paralysie. Il faut pour avoir quelque valeur que la paraplégie soit permanente.

7° *La composition du liquide.* La présence du sucre constitue une forte présomption en faveur de l'origine spinale de la tumeur. Mais d'un autre côté l'absence de cette substance ou même la présence d'une quantité considérable d'albumine ne prouvent pas que la tumeur ne provient pas du canal spinal. Dans le dernier cas il est permis de croire qu'elle communique avec la cavité de l'arachnoïde et que l'on a moins de chances de rencontrer la moelle dans le sac (Holmes).

Comme dans toutes les autres parties de la chirurgie, chacun de ces signes pris isolément n'a pas grande valeur, sauf toutefois la dépression ombiliquée. Il faut, pour qu'on puisse formuler un diagnostic, qu'ils soient réunis en assez grand nombre et concordent entre eux. Encore même dans ce cas, sera-t-on exposé à des erreurs. Exemple, l'observation suivante dans laquelle tout le monde devait se tromper, comme l'a fait Clutton.

Lancet, 1886 et *St-Thomas hosp. report.* — Spina-bifida cervical, 15 centim. de diamètre, enveloppes minces, réductibles. On pouvait sentir une ouverture considérable entre les lames vertébrales. On crut que c'était un spina-bifida simple en raison de ce qu'il y avait un revêtement cutané parfait, sans ulcération, sillon médian ou dépression centrale, qu'il était partout transparent et qu'il n'y avait pas de paralysie. La guérison spontanée était en train de se faire, lorsque l'enfant mourut de causes étrangères à son spina-bifida. La partie postérieure de la moelle faisait partie de la hernie.

La présence des éléments nerveux dans le sac étant démontrée, ce n'est pas tout, il faut apprécier leur valeur.

Avant l'ouverture du sac, Maclean a employé l'électricité sans résultat.

St-Thomas hosp. rep., XIV, p. 247. — J'ai essayé la recherche de l'excitabilité électrique. Si la moelle et les racines nerveuses sont comprises dans la portion médiane de la paroi postérieure du sac, si la cavité du spina-bifida est produite par la dilatation du canal central, l'excitation du sac doit, on peut le présumer, amener des contractions musculaires des membres inférieurs et une sensation douloureuse, rayonnant de la tumeur.

Le mode de procéder le meilleur serait probablement de placer les 2 rhéophores sur la surface du sac, l'un sur la ligne médiane, l'autre à droite et à gauche de façon à exciter directement les racines nerveuses.

Eût-on même des contractions, il serait prudent de rester dans le doute, ces contractions pouvant être dues à des courants déviés allant agir sur la moelle dans le canal rachidien.

Une fois le sac ouvert on pourra suivre les nerfs sur la paroi du sac, voir s'ils s'y terminent ou rentrent dans le canal ; mais même quand ils semblent s'y terminer, qui prouve qu'ils n'offrent pas la disposition sur aquelle insistent tant MM. Tourneux et Martin et qu'après s'être étalés en une sorte de lac nerveux, ils ne se reconstituent pas derrière le collet du sac en un point où on ne peut les voir.

L'excitation directe des nerfs a donné des résultats à Hildebrand, on peut l'essayer.

En résumé, le diagnostic complet du spina-bifida est très difficile pour M. Kirmisson, Hulke, à peu près impossible pour MM. Polaillon, Erichsen, Rasmussen et le comité de Londres.

Il n'y a d'ailleurs là rien qui doive affliger outre mesure le chirurgien. Cette incertitude n'est pas spéciale au spina-bifida. Combien de fois au cours d'une laparotomie n'est-on pas obligé de compléter ou même réformer son diagnostic, ce qui n'empêche pas d'avoir de beaux succès, Certes un diagnostic complet est un idéal, que le chirurgien doit s'efforcer d'atteindre, mais s'il ne peut y arriver ce ne sera pas une raison pour s'abstenir.

Quelles peuvent être les contre-indications de l'opération ?

Laborie (*Ann. ch. française et étrangère*, 1845) énumère très longuement les indications et contre-indications. Les conditions qu'il exige pour l'opération sont de telle nature qu'elles équivalent à une prohibition absolue. Sur toutes nos observations il ne s'en trouve certainement pas 5 opérablesd'après Laborie. Il faut que la tumeur soit cervicale pédiculée, et remplisse une foule d'autres conditions. Laborie ne pouvant s'appuyer ni sur son expérience ni sur celle des autres chirurgiens, a émis des idées toutes théoriques méritant d'aller rejoindre l'incision dans un bain qu'il proposait.

Nous préférons de beaucoup l'opinion et surtout la pratique de Mayo Robson dont le nom figure avec assez d'honneur au chapitre de l'ex, cision pour qu'on puisse s'en rapporter à sa compétence.

Il divise les spina-bifida en 3 catégories :

1° Cas dans lesquels l'opération est inutile.

2° Cas dans lesquels l'opération doit être faite.

3° Cas dans lesquels l'opération ne peut ni ne doit être faite. Après avoir énuméré ces derniers, il avoue que pour sa part il tient fort peu de compte des conseils qu'il donne aux autres, puisqu'il est intervenu dans un de ces cas où on ne peut ni ne doit intervenir et a même obtenu un succès opératoire sinon thérapeutique. La mort de l'enfant est due aux mauvaises conditions générales dans lesquelles il se trouvait, et non à l'opération (obs. 296).

C'est que l'intervention dans le spina-bifida n'est pas une de ces opérations de complaisance dans lesquelles on n'a pas le droit de faire courir au malade des risques disproportionnés avec le bénéfice à obtenir ou plus grands que ceux résultant de l'évolution naturelle de la maladie; c'est une opération obligatoire presque au même titre qu'une amputation après écrasement de la jambe par un wagon; il est un fait dont la brutalité force la main au chirurgien et lui impose la conduite à tenir : tout enfant porteur de spina-bifida est condamné si on ne guérit pas sa tumeur. Pour 1,768 enfants morts en Angleterre dans une période de 3 ans, combien en compte-t-on depuis qu'il existe des journaux médicaux, ayant atteint l'âge de 20 ans, conservant leur tumeur?

Il n'y a qu'une exception à cette règle pour les enfants tellement mal conformés que ce serait une cruauté de les aider à guérir; mais c'est là une question d'ordre extra-médical.

Reprenons maintenant la classification de Robson en changeant seulement les titres.

1° Cas dans lesquels l'opération est inutile : quand le sac est petit, les enveloppes assez épaisses et fermes pour former un bon tampon à la colonne vertébrale.

2° L'opération se présente dans des conditions favorables quand le sac communique avec le canal rachidien par un orifice très petit; c'est peu de chose de disséquer la peau, enserrer le pédicule dans une ligature circulaire, placer la suture de la peau sur le côté loin du pédicule.

3° L'opération se présente dans des conditions défavorables quand la difformité est très étendue, telle qu'une fissure dans toute la longueur du canal vertébral, quand il y a paraplégie complète, quand le sac est gros, les enveloppes minces et qu'il n'y a pas de peau pour recouvrir les méninges.

Même dans ces cas, il faut intervenir car nous avons vu la paraplégie s'améliorer et guérir en même temps que le spina-bifida.

Des succès ont été obtenus dans des cas où l'orifice comprenait 3 ou 4 vertèbres.

Quant aux fissures qui s'étendent à toute la colonne vertébrale, ce sont des exceptions trop rares pour qu'on puisse beaucoup raisonner dessus.

Du moment où l'on admet la nécessité d'intervenir, comment doit-on intervenir?

Les ponctions donnent de mauvais résultats.

La ligature, le galvano-cautère, l'excision sans ouverture exploratrice du sac ont donné de très bons résultats; nous ne relevons qu'une paraplégie dans nos observations; mais c'est un heureux hasard, car il existe bien des cas dans lesquels les nerfs du sac doivent être respectés. Avec ces méthodes on ne le peut pas, tant pis pour ce qui se trouve compris dans la ligature. Pour se hasarder à les employer, il faudrait avoir un diagnostic ferme, ce qui est impossible. 11 fois on a sectionné des nerfs, on n'a eu qu'une paraplégie; n'en eût-on qu'une sur 100, c'est trop s'il est possible de l'éviter.

2 méthodes seulement sont à employer: les injections d'iode et l'excision après exploration du sac.

Ce sont 2 méthodes, qui prises en bloc se valent à peu près. L'injection d'iode expose à la syncope beaucoup plus que l'excision; les accidents paralytiques semblent plus fréquents, ce que l'on comprend aisément si on admet que dans presque tous les cas la teinture d'iode pénètre dans le canal. En somme, l'excision semble préférable, son principal inconvénient c'est de n'être pas à portée de tout le monde. Elle nécessite un chirurgien rompu aux pratiques antisepsiques qui sont la base de la chirurgie moderne, un matériel propre et des aides exercés, faute de quoi on s'exposerait à avoir la statistique de Guersant.

C'est là qu'il faut chercher la véritable indication beaucoup plus que dans la tumeur elle-même, les cas qui sont favorables à l'injection l'étant aussi à l'excision, les cas défavorables étant les mêmes pour les 2 méthodes. Le chirurgien préférera l'excision qui rentre mieux dans ses habitudes, le médecin qui n'a pas la pratique de la chirurgie fera mieux de se contenter de l'injection qui donne d'ailleurs de beaux résultats.

L'injection est la seule ressource dans un cas, quand la surface ulcérée est trop grande pour qu'après son excision on puisse espérer pratiquer la réunion. Mayo Robson dans un cas analogue a pu réussir en allant disséquer la peau très loin, mais si l'on prévoyait qu'il sera impossible de rapprocher les 2 lambeaux sans faire d'incisions libératrices sur les côtés, plutôt que d'avoir recours à ce procédé chez un enfant, il vaudrait mieux s'adresser à l'injection.

L'excision après exploration du sac comprend plusieurs temps. Incision de la peau, dissection de la tumeur, ouverture et examen du sac. Ligature et excision.

1° *Incision de la peau.* La forme et la direction en sont commandées par les ulcérations s'il en existe; toutes les parties ulcérées ou enflammées doivent être enlevées, car la réunion par première intention est indispensable. Si la peau est saine, mobile, on pratiquera telle incision qu'on voudra, toutefois l'incision transversale est préférable telle que l'ont pratiquée MM. Championnière, Périer, Bayer. Si l'on opère sur les régions lombaire ou sacrée, ce qui est l'habitude, l'incision sera plus loin de l'anus, plus à l'abri des souillures des matières et de l'urine.

L'incision transversale possède un autre avantage. Si la peau est adhérente et que du premier coup de bistouri on pénètre dans la cavité, étant parallèle à la direction des nerfs elle expose moins à leur blessure.

2° *La dissection des lambeaux* sera d'autant plus facile que le sac sera plus tendu et plus épais.

3° L'*incision du sac* se fera de préférence sur le côté parallèlement à la direction présumée des nerfs et devra s'arrêter à la ligne médiane de crainte de blesser la moelle. Par cette ouverture on explorera l'intérieur du sac et on agira en connaissance de cause.

S'il n'y a pas de nerfs on pourra lier et réséquer, si le sac en renferme on devra essayer de les disséquer, de les réduire, même s'ils sont trop longs, s'ils décrivent des anses comme dans l'observation 309. Si la dissection en est impossible, devra-t-on suivre le conseil de Mayo Robson, réséquer les parties du sac comprises entre les nerfs, laisser en place les nerfs avec les morceaux de méninges adhérentes ou ponctionner la tumeur, la refouler dans le canal et suturer la peau par-dessus ?

L'excision des méninges entre les nerfs paraît dangereuse, comment fermer le canal avec un sac ainsi déchiqueté. Le refoulement dans le canal a été accompli par Hurd qui n'a pas eu à s'en louer puisqu'il a été obligé de revenir sur son opération, par Borlasse, obs. 326, qui a eu un décès.

Devra-t-on, comme le conseillent Hurd et Senenko, tout couper. Ces auteurs basent cette conduite audacieuse sur 2 cas seulement, c'est peu pour généraliser comme ils le font; mais en somme cette conduite nous paraît moins dangereuse que la précédente; sur 11 cas où elle a été suivie on n'a eu qu'une paraplégie; sur 11 cas où l'on suivrait le procédé recommandé par Robson on aurait probablement plus d'un décès par écoulement du liquide céphalo-rachidien et méningite, car s'il est facile de défendre une plaie bien fermée sur laquelle on fait des pansements rares, les conditions sont tout autres pour une plaie fistuleuse qu'on est obligé de panser 2 fois par jour.

4° Pour fermer l'orifice on pourra, selon les dimensions, employer une ligature simple, une ligature en chaîne avec un nombre d'anneaux proportionnel aux dimensions de l'orifice, un surjet, etc. Il faut que la ligature soit assez serrée pour empêcher l'issue du liquide céphalo-rachidien.

5° *La suture de la peau* peut se faire comme dans n'importe quelle autre opération ; Robson taille ses lambeaux méningés et cutanés de façon que les 2 lignes de réunion ne soient pas superposées, mais placées l'une à droite, l'autre à gauche de l'orifice. C'est probablement pour éviter l'adhérence des 2 cicatrices l'une à l'autre.

Le drain tend à disparaitre de la pratique chirurgicale. Si les méninges sont bien fermées, comme l'opération ne donne ordinairement pas lieu à une forte hémorrhagie, on pourra la supprimer, sauf à faire sauter plus tard un point de suture et drainer dans l'angle le plus éloigné de l'anus s'il se faisait de l'écoulement de liquide céphalo-rachidien.

Le pansement devra naturellement répondre aux exigences de l'antisepsie. Celui employé par M. Périer semble particulièrement recommandable en cette région ; une couche peu épaisse d'ouate bien badigeonnée de collodion, et par-dessus un pansement au coton ordinaire. Le collodion forme un vernis imperméable qui met la plaie complètement à l'abri de l'urine.

Enfin l'enfant devra recevoir l'alimentation qui convient à son âge. Dans un cas de dépérissement le gavage pratiqué par M. de Saint-Germain a donné de bons résultats.

CONCLUSIONS

La conduite du chirurgien en face d'un spina-bifida nouveau-né est dictée par l'état de la tumeur.

Si la tumeur est ulcérée, près de se rompre, intervenir de suite.

S'il n'y a pas d'accidents menaçants, attendre que l'enfant ait pris des forces.

En face des mauvais résultats donnés par l'expectation, il n'y a pas de contre-indication admissible, il y a seulement des conditions inhérentes à l'enfant ou à la tumeur qui font que l'intervention se présente sous des auspices plus ou moins favorables.

La ligature, l'excision sans ouverture exploratrice du sac sont des procédés aveugles, n'ayant sur l'excision avec ouverture préalable aucun avantage et exposant à des résections nerveuses qui peuvent être désastreuses.

2 méthodes seulement doivent être conservées.

Les injections d'iode, l'excision après ouverture et exploration du sac.

L'excision convient certainement mieux que l'injection aux grosses tumeurs, à celles qui communiquent avec le canal vertébral par un large orifice ; ce qui devra pourtant faire choisir l'une ou l'autre de ces méthodes c'est cette considération que l'excision nécessite une antisepsie rigoureuse; si on ne peut en répondre, il faut choisir l'injection qui est alors moins dangereuse.

Dans la grande majorité des cas il est impossible de savoir à l'avance si le sac renferme des éléments nerveux et si ces éléments doivent être conservés ou si on peut les exciser impunément.

Cette incertitude impose l'ouverture exploratrice du sac.

S'il n'y a pas d'éléments nerveux, excision et suture.

Si le sac en renferme, dissection,refoulement dans le canal vertébral, excision du sac suture isolée des méninges et de la peau.

Si la dissection est impossible, il existe assez de cas dans lesquels la résection de nerfs de toute dimension n'a été suivie d'aucun effet fâcheux, pour qu'on soit autorisé à tout couper sans être taxé d'une témérité excessive.

Les opérations ostéoplastiques sont un perfectionnement intéressant, mais elles ne sont pas encore assez nombreuses pour qu'on puisse les juger. Si l'opération a été courte, on pourra les tenter, autrement leur nécessité n'est pas assez démontrée pour faire prolonger outre mesure une opération qui a déjà été longue.

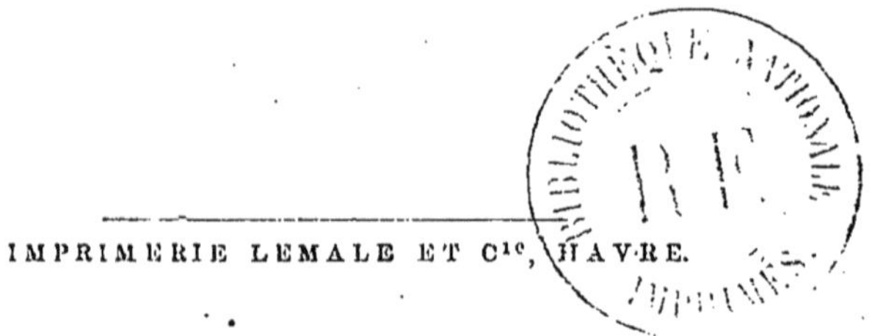

IMPRIMERIE LEMALE ET Cie, HAVRE.

A LA MÊME LIBRAIRIE

IMPRIMERIE LEMALE ET Cie, HAVRE

www.ingramcontent.com/pod-product-compliance
Ingram Content Group UK Ltd.
Pitfield, Milton Keynes, MK11 3LW, UK
UKHW021551260726
13993UKWH00002B/771

9 782329 096643